KB254219

KBS-2TV 「전국은 지금」 방영

TV 동의보감

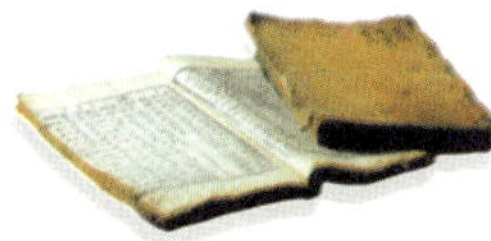

**명의(名醫) 허준(許浚)의 임상경험을 바탕으로 구성
기타 종합한방의서 비방수록**

TV동의보감 제작팀 프로듀서 / 황인형 엮음

우리출판사

TV 동의보감

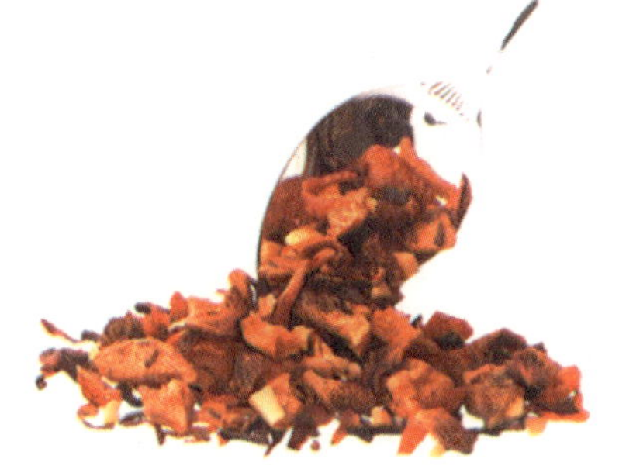

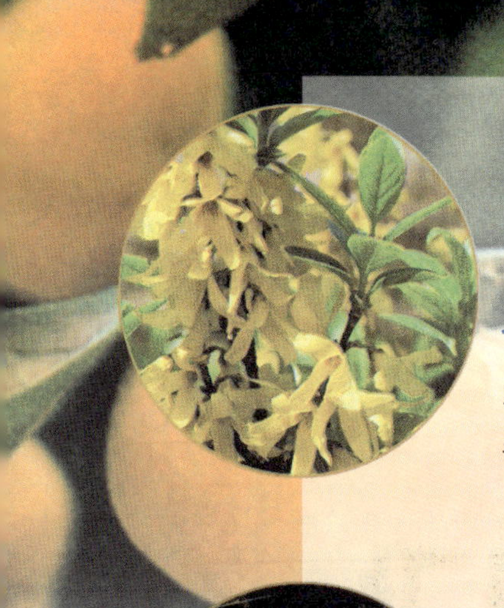

개나리뿌리

개나리뿌리는 연교견이라 해서 대장의 염증을
소실시켜 주면서 보강해 주는 작용을 한다.

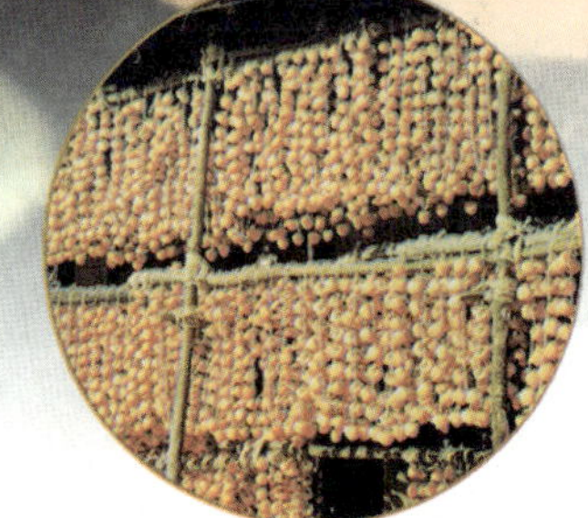

곶감

곶감은 일명 근시, 황시, 백시라고도 한다.
적절한 양을 사용하게 되면 비위를 도와 주고 장기능을
촉진시켜주는 역할을 하는데 특히 헛배가 부르고
소화가 잘 안될 때 많은 효력을 준다.
《동의보감》에 의하면 감에는 일곱 가지
약효가 있다고 전한다. 그래서 예로부터 감잎과
곶감을 약재로 많이 써 왔는데 만성설사와 이질을
멈추는 데 처방해 왔다.

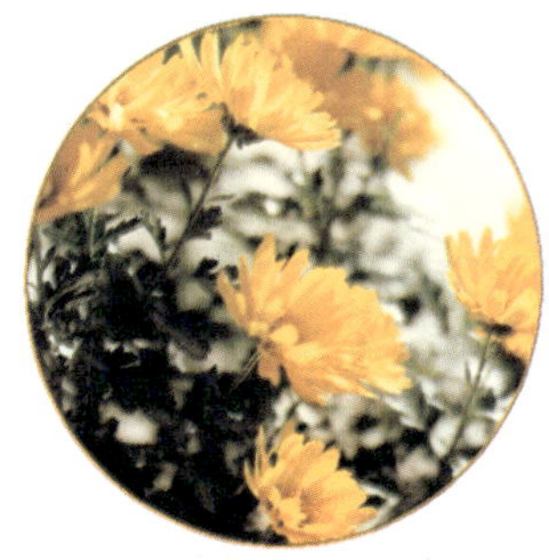

국화

국화는 예부터 가정에서 많이 재배되고 있는
다년초로 강장, 고혈압, 숙취에 효과가 있다.

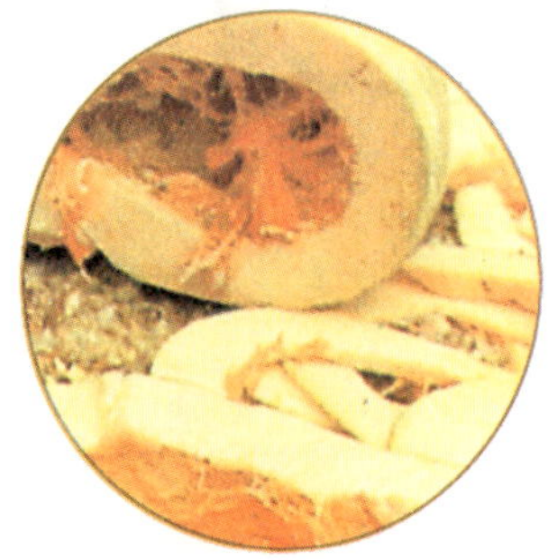

늙은호박

호박은 해독과 수분작용을 원활히 해 주기 때문에 꾸준히
사용하면 좋은 효과가 있다.

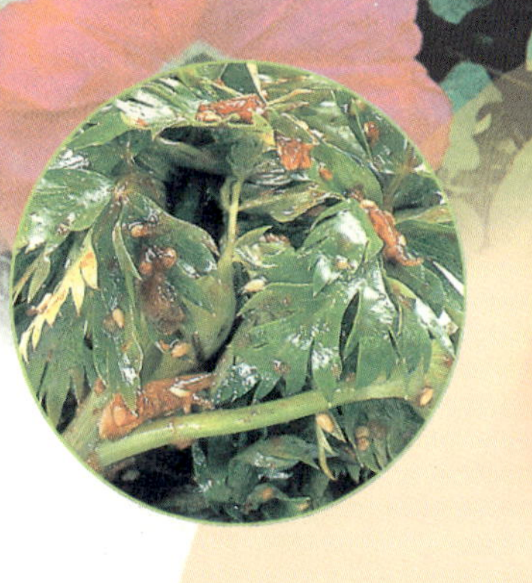

당귀

당귀는 보혈하면서 원기 회복을 도와주는 작용이
있으므로 예로부터 빈혈 강장제로서 특히 여성을
위한 한방재료로 많이 처방되는 약재이다.

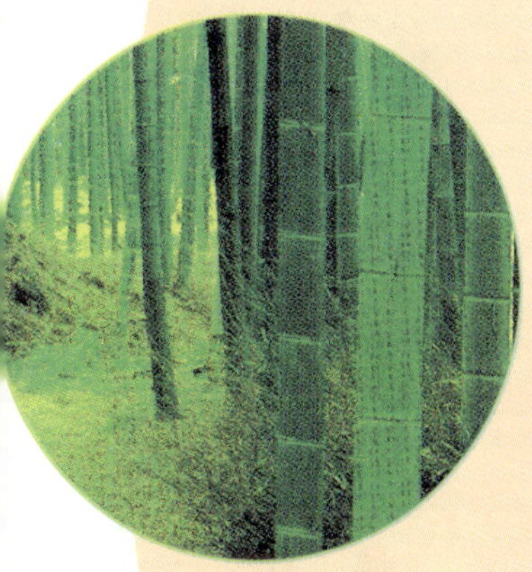

대나무 잎

대나무 잎은 가슴이 답답한 것을 없애 주고 심장을 상쾌하게
해 주어서 심장병이나 고혈압, 동맥경화증에 좋은 효능이
있다. 특히 겨울철 감기에 대나무 잎을 이용한 죽엽차는
해독작용이 있고 소갈증세에 좋으며 인후통을 없애 주는
작용이 있다.

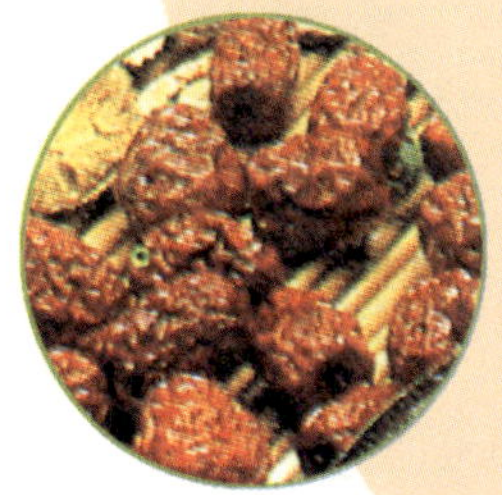

대추

대추는 감초와 더불어 가장 많이 쓰이는
한방재료의 하나이다. 보혈과 강장에
좋은 효과를 보인다.

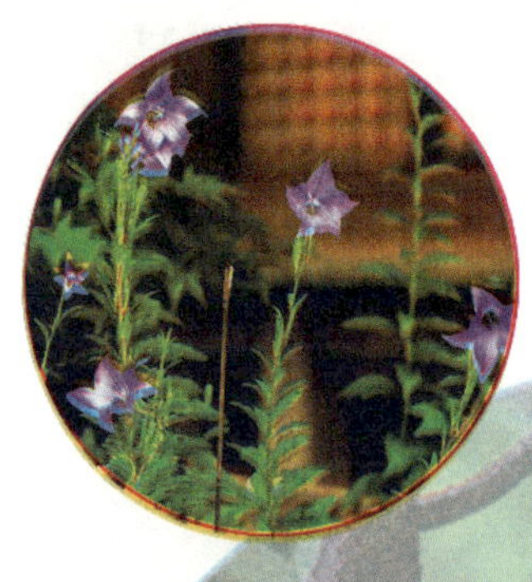

도라지

도라지는 심폐기능을 도와주는 작용이 있다.

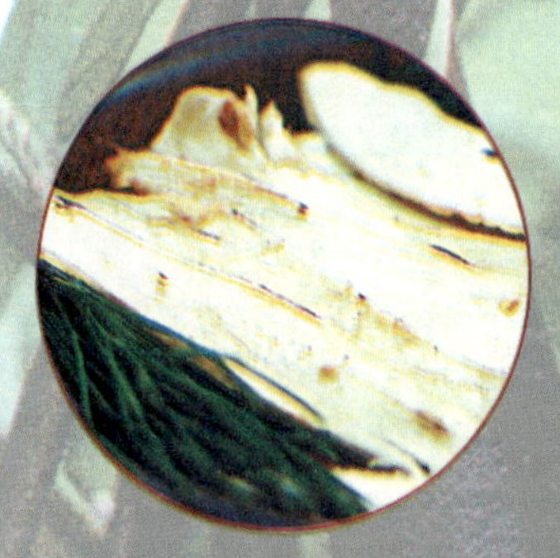

송이버섯

송이버섯에는 계피산, 에틸에스테르, 에르고스테롤, 만닌,
과당, 자당, 이눌린 외에도 여러 종류의 아미노산이
함유되어 식욕증진, 피로회복에 효과가 있으며 항암작용과
자궁수축에 효과가 있다. 또한 오장을 편안하게 해주고
근육을 부드럽고 튼튼하게 하는 작용을 한다.

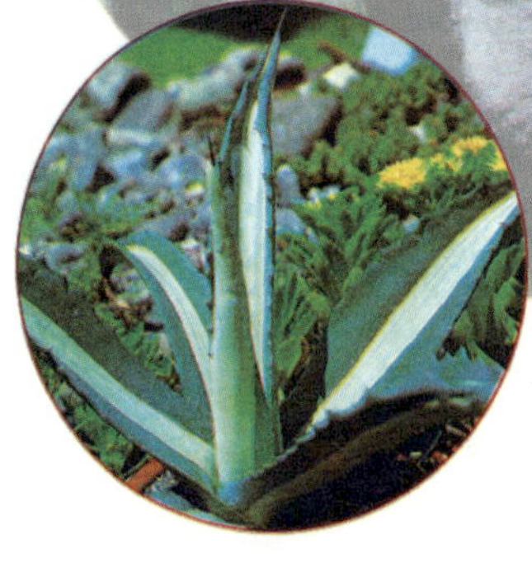

알로에

노회라는 약명의 알로에는 알로인이라는 주성분이 생성을
촉진하고 항균작용을 하므로 위와 장의 염증을 소멸시킨다.
따라서 위의 기능을 정상화하고 장의 활동을 좋게 만든다.

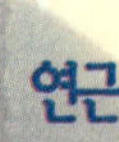

연근

연근은 지혈작용이 뛰어나 코피가 자주 날 때
위에서처럼 배합해 쓰면 좋은 효과를 거둘 수 있다.

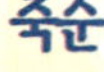

죽순

죽순은 심장을 보해 주고 뇌신경의 피로를 풀어주는
효과가 있다.

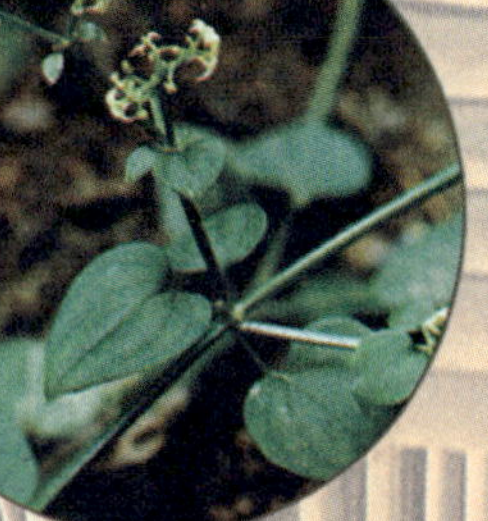

홍화

홍화는 혈액이 뭉쳐 어혈이 생길 때 그것을 파혈,
신혈하는 작용을 한다.

첫머리에

한방(漢方)이란 동양 철학적인 원리에 근거해 중국에서 발달한 의학으로 《황제내경(黃帝內經)》, 《신농본초경(神農本草經)》, 《상한론(傷寒論)》, 이 세 가지 원전과 함께 발전해 왔다.

우리나라에서도 약 400여 년 전 명의(名醫) 허준(許浚) 선생이 다양한 임상 경험을 바탕으로 《동의보감》을 편찬하였는 바 이는 귀중한 한방의서로서 우리나라의 한의학 발전에 지대한 공헌을 한 국보급 문화재이다.

1611년 총 25권으로 구성된 초판을 발행하여 궁중 내의원 교재로 채택되었고, 1714년에는 일본에서, 1766년에는 중국 청나라에서 각각 발행되었다. 또한 중국에서는 오늘날까지 계속된 중간(重刊)으로 우리나라에 역수출하는 아이러니한 상황까지 벌어지고 있다.

동서의 의학이 서로 교환된 뒤에는 서양 의학이 우위를 차지하게 되었으나 동의보감이 현재 그 빛을 발하고 있는 것은, 중국이 자랑하는 중국 명대(明代)의 이시진(李時珍)이 쓴 《본초강목(本草綱目)》이나 여타 한방의서에 비교해 전혀 손색이 없는 허준 선생의 치밀함과 집념이 있었기 때문일 것이다.

이런 동의보감을 기초로 해서 'TV 동의보감'을 300회 넘게 방송하게 된 연출자의 한 사람으로서 대단한 행운이었음을 솔직하게 고백하지 않을 수 없다.

　그런 측면에서 볼 때 현대판 영상 동의보감이 허준 선생의 숭고한 뜻과 활용 범위를 넓히는 데 있어 아무래도 미약하지 않았나 반성해 보기도 한다.

　때로는 순수한 가정의학 정보 전달이라는 연출 의도에서 벗어나 출연자와 전문의가 구별되지 않는 대사 전달도 'TV 동의보감' 제작진의 과욕에서 비롯되었음을 늦게나마 사과드린다.

　이제 본 연출자와 제작진은 이 현대판 《TV 동의보감》이 가정 한방의학에 미미한 보탬이라도 되기를 바랄 뿐이며, 이 책에 나오는 처방과 효능은 환자의 체질과 환경 등에 따라 달라질 수 있으므로 그럴 경우에는 전문의에게 찾아갈 것을 권유드린다.

　끝으로 《TV 동의보감》이 전파를 탈 수 있도록 적극 밀어 주시고 이끌어 주신 KBS의 김영태 국장님을 비롯해 '전국은 지금' 제작팀 전원에게도 깊은 감사를 드린다. 아울러 시청자 여러분 가정에도 건강과 행운이 있으시길 기원한다.

TV 동의보감

프로듀서/ 황 인 형 드림

차 례

차 례

차 례

소화기 질환

곶감탕 ▪ 진피

향부자 식혜 ▪ 산약

보기승양탕 ▪ 마늘생강탕

노회(알로에) ▪ 오징어뼈 ▪ 오패산

창출고 ▪ 소엽 ▪ 산약 ▪ 후박

오수유탕 ▪ 상엽차

방기 · 황기탕 ▪ 산사육 · 귤피

대황 ▪ 소통기산

곶감 · 현지초 ▪ 황련탕 ▪ 사신탕

배석탕 ▪ 계지작약탕 ▪ 건리탕

인진미나리탕 ▪ 삼인죽

창출 ▪ 무궁화뿌리

배에 가스가 찰 때 곶감탕

배에 가스가 차서 고생을 하는 사람들이 의외로 많다. 배에 가스가 차면 배도 자주 아플 뿐더러 소화에 큰 장애가 있게 된다. 특히 이러한 경우에는 식사 후에 왠지 더부룩한 느낌 때문에 가슴까지 답답해진다고 한다.

■ 재료
곶감 3개, 엿기름 5g, 감초 3g, 계피 4g, 생강 3쪽

■ 만드는 법
곶감 3개, 엿기름 5g, 감초 3g, 계피 4g, 생강 3쪽에 물 1ℓ를 붓고 20~30분 정도 달인다.

■ 복용법
하루에 5~6번 수시로 복용.
10일 이상 복용.

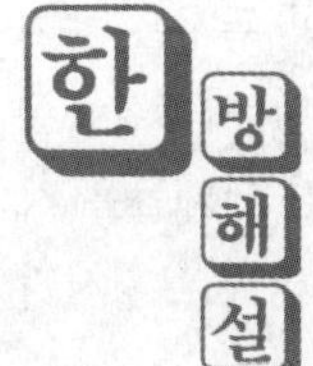

곶감은 일명 근시, 황시, 백시라고도 한다. 적절한 양을 사용하게 되면 비위를 도와 주고 장기능을 촉진시켜 주는 역할을 하게 되는데 특히 헛배가 부르고 소화가 잘 안될 때 많은 효력을 준다. 엿기름 즉 맥아 또한 건위시켜 주고 소통해 주고 위를 따뜻하게 해 주는 역할을 하게 된다. 계피 역시 소통시켜 주는 기능이 있고 감초 또한 건위시켜 주고 해독시켜 주는 역할이 있기 때문에 배에 가스가 찰 때 꾸준히 복용하면 좋은 효과가 있다.

헛배가 부를 때 진피

걱정이나 스트레스로 인해 소화가 잘 안되고 헛배가 부르고 항상 더 부룩한 증세를 호소하는 분들이 근래들어 더욱 많다고 한다.

■ **재료**
진피 300g, 감초 8g, 소금 8g

■ **만드는 법**
진피 300g, 감초 8g, 소금 8g을 볶은 후 곱게 갈아 복용.

■ **복용법**
하루 3회 식간에 따뜻한 물로 복용.

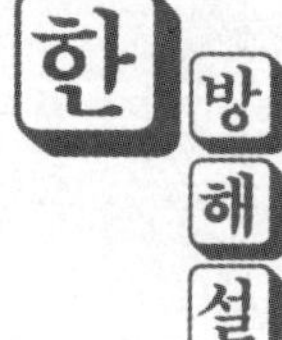

헛배가 부른 것은 일반적으로 위장관내의 염증성 질환에 의해서 야기되는 현상이다. 이때 사용되는 진피는 비장과 위장의 소화기능을 보강시켜 주면서 위장관내의 운동을 촉진시켜 주는 역할을 한다. 또한 감초는 여러 가지 약물의 독성이나 음식물의 독성을 제거해 주고 소금은 위장관내에 적체되어 있는 내용물을 빨리 분해시켜 주는 역할을 한다. 이러한 약재들을 적절하게 배합해서 복용하면 소화기능을 많이 보강시켜 줄 수 있다.

헛배가 부를 때 향부자 식혜

병이 난 것도 아니고 배탈이 난 것도 아닌데 괜히 아랫배가 슬슬 아프고 더부룩한 경우를 '헛배가 부르다'고 표현한다. 이런 증상을 말끔히 해소하는 방법이 있다.

■ 재료

향부자 20g, 목단피 10g, 천궁 10g, 식혜 약간

■ 만드는 법

향부자 20g, 목단피 10g, 천궁 10g을 넣고 물을 부어 반으로 줄 때까지 달인다. 달인 약재에 식혜를 약간 넣고 5분 정도 더 끓여서 차게 식힌다.

■ 복용법

1일 1회 한 달 정도 복용.

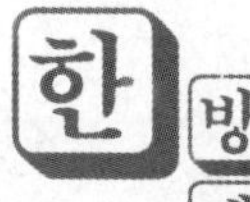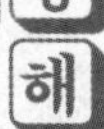

예로부터 부인에게 가장 좋은 약으로 향부자를 꼽았는데, 이 약재의 효능은 기를 아래로 내려서 속을 편안히 해 주는 것이다. 목단피는 냉기에 의한 복부팽만감을 해소하며, 기혈이 잘 통하지 않을 때는 방풍을 쓴다. 이들 약재를 달인 물과 소화를 돕는 식혜를 함께 복용하면 헛배가 부를 때 효험이 있다.

위산과다에 산약

사람이 건강을 유지하는 데는 쾌변, 쾌수, 쾌식이 필수라는 말을 한다. 그러기 위해서는 우선 식사를 제때 해야 하는데 직업에 따라서는 식사를 제때에 못하거나 자주 거르게 되는 경우가 있다. 이렇듯 식사를 불규칙하게 하다 보면 여러 가지 위장병이 생기게 된다. 이 중 하나가 위산과다인데 신물이 올라오고 입에 군침이 돌고 신트림이 자주 나고 하품이 자주 나오며 특히 공복시에 통증이 심하다고 한다. 위산과다의 원인은 제때 식사를 하지 않아서 위가 비다 보니 산이 많이 생겨서 통증이 오게 되는 것이다.

■ **재료**
산약 12g, 감초 12g, 무씨 12g, 초결명 8g

■ **만드는 법**
산약 12g, 감초 12g, 무씨 12g, 초결명 8g에 큰 대접으로 물 한 대접을 붓고 30~40분 정도 달인다.

■ **복용법**
하루 3번 식후에 복용. 2달 이상 장복.

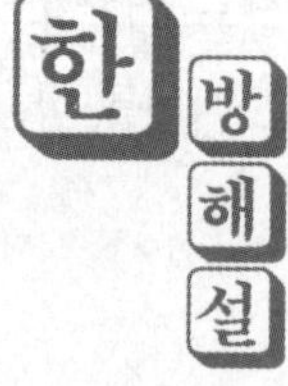

위산과다 증상은 위의 산이 지나치게 많이 분비되어 속이 쓰리고 신물 트림이 나는 증상이다. 여기에 산약은 무신이라는 당 단백질을 많이 함유하고 있어 보혈, 자음약으로서 각종 소화액 분비를 균형 있게 해 주고 소염작용 또한 있다. 초결명은 위나 대장, 소장 기능을 원활히 해 주고 간열을 해열시켜서 시력도 좋게 해 준다. 무씨는 소화액 분비를 촉진해 주고 아울러 해열작용도 있다.

위하수에 보기승양탕

소화가 안 되면 괴로운 것은 당연한 일이다. 제때 식사를 못하는 사람들 중에 위하수가 오게 되는 경우가 있다. 이러한 사람들은 위가 운동을 못하게 되어서 위가 점점 늘어나고 소화가 안 되고 몸에 기운이 없으며 야위게 된다. 위하수의 경우 이로 인한 고통이 매우 크다고 하는데 이는 위의 수축성이 없어서 굶어도 배가 고프거나 음식을 먹어도 배가 부른 것을 잘 느끼지 못하고 기능을 잃어서 위가 처지는 상태를 말한다.

■재료

인삼 20g, 당귀 20g, 천궁 6g, 백출 10g, 승마 4g

■만드는 법

인삼 20g, 당귀 20g, 천궁 6g, 백출 10g, 승마 4g에 큰 대접으로 물 한 대접을 붓고 반이 되도록 달인다.

■복용법

하루에 2번 식간에 복용. 2달 이상 장복.

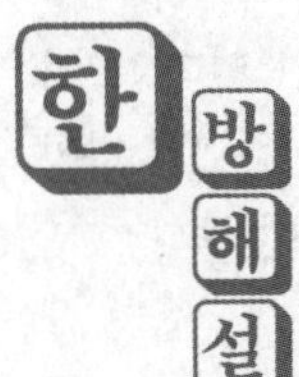

위하수는 위가 아래로 처진 증상이다. 여기에 인삼은 신진대사 기능을 좋게 해 주고 내분비 기능을 왕성히 해 준다. 황기는 비장과 위장을 튼튼히 해 주며 당귀는 보혈·양혈·활혈 작용이 있어서 인체의 혈액과 관계된 기관에 많이 사용된다. 백출은 비장과 위장에 관계되는 기혈을 잘 다스리고 천궁은 이 기혈을 따뜻하고 온화하게 순환시켜 주며 여기에 승마는 같은 약효를 비장과 위장에 많이 작용하게 해서 위하수 장애에 좋은 효과가 있다.

위에 경련이 일어날 때 마늘생강탕

위경련은 고통이 아주 심하다고 한다. 속이 냉하거나 장이 약할 때 위경련을 일으킬 수 있다.

■**재료**
생강 8g, 마늘 3개, 진피 4g, 후박 4g, 꿀 2스푼, 막걸리 1컵

■**만드는 법**
생강 8g, 마늘 3개, 진피 4g, 후박 4g, 꿀 2스푼, 막걸리 1컵의 재료에 물 500cc를 붓고 중간불로 20~30분간 달인다.

■**복용법**
하루 3번 공복에 2~3일 복용.

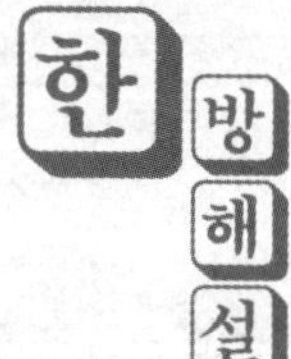

평상시 체력이 떨어지게 되면 복부가 냉해지게 되는데 이 경우 위 또한 기능이 저하되는 수가 있다. 또한 과로를 했다든지 음식을 잘못 섭취하면 위경련을 일으키는 수가 있다. 이런 경우 꿀은 위를 해독시켜 주고 막걸리와 마늘은 진통시켜 주는 효과가 있다. 그러나 이 증세는 구급을 요하고 원인에 따라 증세가 다양하므로 그에 따라 적절한 처방을 하는 것이 좋다.

만성 위염에 노회(알로에)

요즘들어 성인병 치료에 큰 인기를 얻고 있는 알로에는 천여 년 전 송나라 때부터 이미 그 약효가 알려져 내려온 약재라고 한다. 알로에는 동의보감에도 노회라는 이름으로 소개되어 있는데 만성위염을 다스리는 명약이라고 전한다.

■재료

노회(알로에)

■만드는 법

노회를 얇게 썰어 햇볕에 3~4일 정도 건조시켜 분말을 낸다.

■복용법

하루에 3~4회 1티스푼 정도 복용한다.

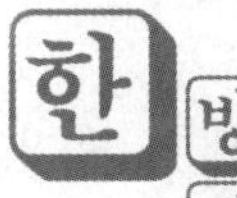
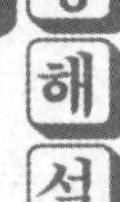

노회라는 약명의 알로에는 알로인이라는 주성분이 생성을 촉진하고 항균작용을 하므로 위와 장의 염증을 소멸시킨다. 따라서 위의 기능을 정상화하고 장의 활동을 좋게 만든다.

위궤양에 오징어뼈

바쁜 생활로 인한 불규칙적인 식사, 과다한 업무, 스트레스 등으로 위장 이상을 느끼는 사람이 많다. 그 중에서도 뒤틀리고, 통증이 심한 위궤양에는 갑오징어뼈를 이용한 식이요법이 좋다고 한다.

■ **재료**

갑오징어뼈 분말, 활석 분말

■ **만드는 법**

1. 말린 오징어뼈를 조각내어 프라이팬에 노르스름하게 볶는다.
2. 볶은 오징어뼈를 곱게 분말 낸다.

■ **복용법**

볶은 갑오징어뼈 분말, 활석 분말을 각각 한 숟가락씩 식전 10분에 복용.

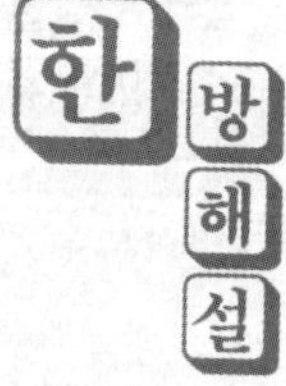

위궤양, 십이지장궤양, 외과용으로 널리 사용되고 있는 갑오징어를 한방에서는 해표초라고 하는데 위열, 위통을 다스리는 특효약으로 동의보감에 기록되어 있다. 거북함을 쓸어내리는 활석을 가미하면 더 좋은 효과를 얻을 수 있다.

위궤양 통증에 오패산

위궤양은 식사 후 30분만 지나면 위의 통증을 느끼고 구토를 일으키
며 속쓰림 등으로 고통이 심하다고 한다.

■ **재료**
해표초 15g, 패모 3g, 백출 5g

■ **만드는 법**
해표초 15g, 패모 3g, 백출 5g을 분말을 내서 체로 거른 후 고루 섞
는다.

■ **복용법**
1일 3회 식전 30분에 3g씩 따뜻한 물로 3개월 정도 장복.

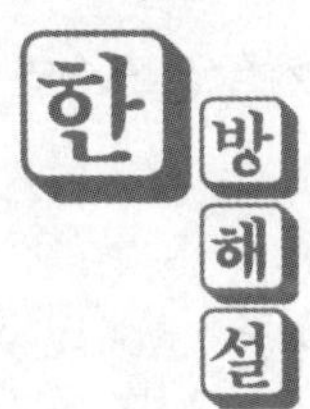

여러 가지 소화장애 중에서도 특히 위궤양은 그 통증
이 극심한 것으로 알려져 있다. 위산을 어느 정도 제
어해 주고 더욱이 약간의 출혈도 수반하는 증상에 효
과를 볼 수 있는 것으로서, 예로부터 동의보감에 해표
초 또는 오적골이라고 소개가 되어 있다. 이 약을 곱
게 분말을 내서 복용하게 되면 일시적인 진통효과가
있고 위산을 제어해 주는 효과도 있기 때문에 그외 다
른 출혈질환에도 많이 사용할 수 있다. 패모와 곁들임
으로써 좀더 효과를 볼 수 있고 위나 소장에 선택적으
로 좋은 효과를 주는 약으로 알려져 있기 때문에 위장
질환을 장기적으로 앓고 있는 사람에게는 좋은 반응
이 있는 약재이다.

위 무력증에 창출고

오랫동안 책상에만 앉아 있는다든지, 장시간 여행하거나 좁은 공간에서의 스트레스, 잦은 음주, 불규칙한 식사 등이 원인이 되어 위궤양이나 위하수 등 고질적인 위장 질환을 많이 앓게 된다. 이와 같은 위장병에 시달리는 사람들에게 창출고가 유효하다.

■ 재료

창출 400g, 쌀뜨물, 진흙, 왕겨 1가마, 싸리가지(혹은 대나무가지), 항아리 2개

■ 만드는 법

1. 쌀뜨물에 24시간 담궈 놓았던 창출을 항아리에 담고, 다른 빈 항아리는 땅에 묻는다.
2. 약항아리는 대나무가지로 입구를 얽어맨 후 뒤집어 땅에 묻힌 빈 항아리와 입구를 맞붙인다.
3. 맞붙인 부분을 진흙으로 바르고 위쪽의 약항아리 전체를 진흙으로 바른다.
4. 왕겨 1가마를 전체적으로 덮고 불을 붙인다.
5. 24시간 후 왕겨를 걷어내면 밑항아리에 창출고가 고인다.

■ 복용법

냉장고에 보관하여 1일 1티스푼씩 복용.

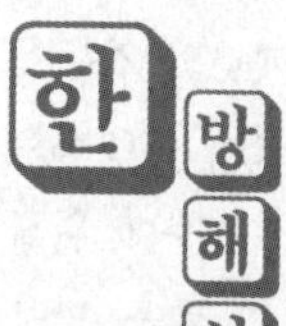

창출은 원래 '삽주'라는 식물의 뿌리를 가리키는 말이다. 보통 이 뿌리를 말려 껍질을 벗겨서 사용하는데, 동의보감에서는 건위, 소화불량, 신경성 위장병 등 각종 위장질환의 기초소화제 기능을 한다고 전한다. 특히 위하수나 위 무력증 등의 고질적인 위장질환에 이용하면 빠른 시일내에 회복을 볼 수 있다고 한다. 뿐만 아니라 지방연소작용으로 살 빠지는 효과도 있어 다이어트에도 권하고 싶은 약재이다.

식중독에 소엽

음식물의 부작용으로 일어나는 몸의 이상을 식중독이라고 하는데 위생 상태가 가장 큰 요인으로 작용한다. 식품이 상하기 쉬운 여름에 가정 상비약으로 쓸 수 있는 간단한 처방이 있다.

■ **재료**

소엽 10g, 지실 10g, 생강 3~4쪽, 감초 5g

■ **만드는 법**

1. 소엽 10g, 지실 10g, 생강 3~4쪽, 감초 5g을 모두 넣고 물을 충분히 부어 20~30분 정도 달인다.
2. 달인 물을 체에 거른다.

■ **복용법**

이틀간 아침·저녁으로 복용.

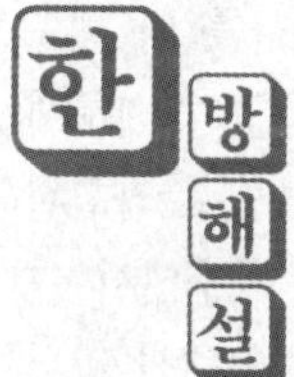

불결한 음식을 먹고 나면 구토, 설사, 붉은 반점 등의 증상이 나타난다. 이때 소엽을 쓰면 대장과 소장의 기를 통하게 하는데 여기에 지실, 생강의 건위작용과 감초의 해독작용이 어우러지면 식중독의 여러 증상이 해소된다.

비위가 약할 때 산약

유난히 비위가 약한 사람들은 남의 집을 방문했거나 외식을 할 때도 음식물을 잘 섭취 못하는 경우가 있다. 따라서 몸도 약해지고 본인 스스로도 많은 불편을 느낀다고 한다.

■ **재료**
산약 4g, 오미자 2g, 황기 4g, 백출 12g, 인삼 4g

■ **만드는 법**
산약 4g, 오미자 2g, 황기 4g, 백출 12g, 인삼 4g에 물 1ℓ를 붓고 반으로 줄 때까지 달인다.

■ **복용법**
하루 3번 식후에 복용.
15일~1개월 복용.

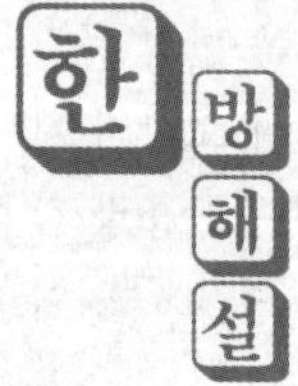

비위가 약하면 조금만 신경을 쓰거나 식사를 더 해도 소화가 안 되고, 정상적인 식사를 할 수 없기 때문에 피곤한 생활을 하게 되고 건강이 전체적으로 약화된다. 위염이나 위암에 걸려 있는 환자들 가운데서 그 병의 원인을 추적해 보면 대체로 비위가 약해서 병이 시작되는 것을 알 수 있다. 본 처방은 이와 같이 비위가 약해서 병의 원인이 되거나 무력한 생활을 하게 될 때 좋은 효과를 볼 수 있다. 황기, 인삼, 백출, 산약은 오미자와 같이 사용함으로써 소화·흡수 기능을 높여준다. 본 처방은 민간처방이라 하기에는 좀 전문적인 면모가 없진 않지만, 잘 활용하면 소화력 증강에 많은 도움을 얻을 수 있다.

자주 체할 때 후박

요즘처럼 바쁜 시대에 제때 식사하고 제때 운동할 수 있는 사람들이 많지는 않을 것이다. 이렇게 규칙적으로 식사를 할 수 없고, 짜고 매운 음식물을 과다 섭취하면 소화장애를 일으키게 된다. 이렇게 자주 체할 때는 후박이 좋은 약재로 쓰인다.

■ 재료

후박 8g, 진피 8g, 백출 8g, 인삼 4g, 생강 4g

■ 만드는 법

후박 8g, 진피 8g, 백출 8g, 인삼 4g, 생강 4g에 큰 대접으로 물 한 대접을 붓고 반으로 줄 때까지 달인다.

■ 복용법

하루에 수시로 복용. 1개월 정도 복용.

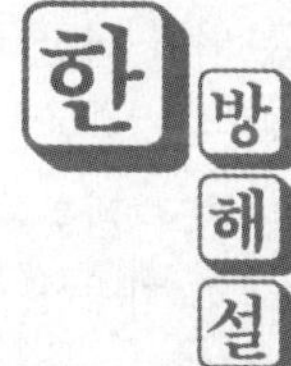

우리나라에는 위장이 냉한 사람이 대단히 많다. 특히 여성의 경우가 더욱 그렇다. 의학적으로 위장이 냉한 것을 위장의 기가 약하다고 한다. 즉 소화의 기능이 저하되었다는 뜻이다. 이런 사람에게 잘 나타나는 증상은 식사를 조금만 더 해도 배가 불러오면서 음식이 잘 내려가지 않고 명치 끝이 답답하게 된다. 또한 자주 체하게 된다. 위의 처방 중에서 인삼과 백출은 위장의 냉기를 몰아내면서 위장의 기를 복돋아 주게 되고 후박과 진피는 위장내의 순환을 촉진시켜서 소화기능을 활성화시킨다. 따라서 위장이 차면서 소화력이 떨어지는 사람에게 매우 좋다.

트림을 자주 할 때 오수유탕

트림을 하는 것을 병이라고 보기는 어려우나 너무 자주 트림을 하는 것 또한 곤란한 일이 아닐 수 없다. 특히 각종 모임이나 공식적인 자리에서 이러한 경우가 생기면 참으로 당황스럽고 난처할 것이다.

■ **재료**
오수유 5g, 생강 8g, 인삼 3g, 대추 2알

■ **만드는 법**
오수유 5g, 생강 8g, 인삼 3g, 대추 2알에 물 1ℓ를 붓고 약 30분 정도 달인다.

■ **복용법**
하루 2번 공복에 복용. 1~2주 정도 복용.

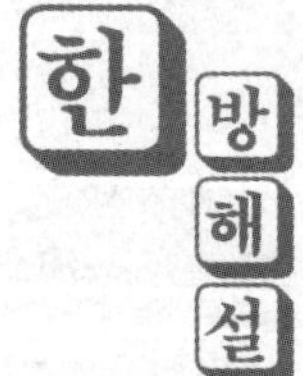

트림을 자주 하는 증세는 공복시에 빨리 식사를 한다든지 평소에 신경이 예민해서 흥분이 자주 되고 심장에 열이 있어 가슴이 답답할 때 식사를 하는 경우에 나타난다. 이때 오수유는 그 긴장을 풀어 주고 기를 모아 주기 때문에 이러한 증세에 좋은 효과를 기대할 수 있다. 여기에 생강을 가하게 되면 긴장된 식도와 위의 기능을 활발히 해 주고, 또한 대추와 인삼을 가하게 되면 몸 전체의 기능을 활발히 해 주어 위의 기능을 더욱 촉진시킨다.

비만에 상엽차

과거에는 배가 볼록하게 나오고, 살이 찐 사람은 사장 타입이라 하여 선망의 대상이 되었으나, 최근에는 오히려 영양상태의 과잉이라는 현대병으로 문제시되고 있다. 상엽차에는 비만체질을 개선하는 유효성분이 있으므로 살이 쪄서 걱정하는 사람이 장복하면 효과를 본다고 한다.

■ 재료
  상엽 4g, 소엽 2g, 생강 3쪽, 파의 흰부분

■ 만드는 법
  상엽 4g, 소엽 2g, 생강 3쪽, 파에 물 한 대접을 붓고 10분 정도 끓인다.

■ 복용법
  식후 하루 3번 한 잔씩 복용.

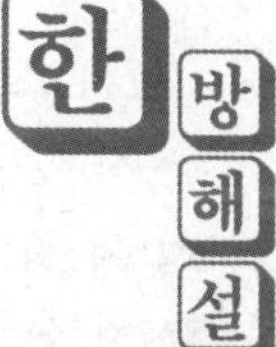

상엽차는 약재들의 성분상 폐열을 제거해 주고 머리와 눈을 맑게 하며 이뇨에 이로운 건강차이다. 특히 자고 일어나면 손발이 붓고 몸이 찌뿌드드한 비만인의 체내 수액대사를 조절해 주므로 장기복용하면 효과가 있다.

비만증에 방기·황기탕

요즘 우리 주변을 살펴보면 식생활이 좋아진 관계로 비만한 사람들을 쉽게 볼 수 있다. 특히 여성의 경우 이 비만에 대해 특히 민감한 반응을 보이고 이로 인해 고민을 하는 경우가 많다고 한다. 약간 비만이라고 해서 무조건 식사를 하지 않는 방법은 건강을 해치기 쉬우므로 바람직하지 못하다. 이보다 운동을 하는 편이 훨씬 좋은 방법이 될 것이다.

■ 재료
방기 5g, 황기 5g, 창출 3g, 생강 3g, 대추 3알, 감초 1.5g

■ 만드는 법
방기 5g, 황기 5g, 창출 3g, 생강 3g, 대추 3알, 감초 1.5g에 물 1ℓ를 붓고 반으로 줄 때까지 달인다.

■ 복용법
커피잔 1잔 분량으로 하루 2~3번 복용.
3개월 정도 장복.

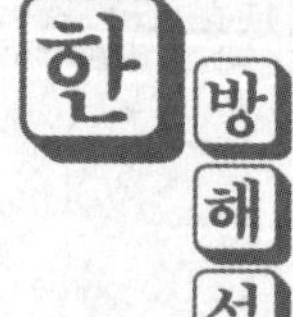

비만증에는 여러 가지 원인과 질환이 있기 때문에 원인을 잘 파악해야 하는데, 주로 체질적인 요인이 많다. 자기 몸이 평상시보다 무겁게 느껴진다거나, 소변을 자주 못 보고 몸이 붓는 경우에 방기·황기탕을 쓰게 되면 지속적인 이뇨나 제습효과가 있는 약재이기 때문에 좋은 효과를 기대할 수 있다. 여기에 황기가 더해져서 혈중 지질 농도를 낮춰 주기 때문에 더욱 좋은 반응이 있게 된다.

비만에 산사육·귤피

과거에는 뚱뚱하고 혈색이 좋은 것을 부러워했으나 요즈음은 이 비만 때문에 걱정하는 사람들이 많다고 한다. 특히 젊은 여성들의 고민은 더욱 크다고 한다.

■ 재료

산사육 20g, 귤피 6g, 감초 9g

■ 만드는 법

산사육 20g, 귤피 6g, 감초 9g에 큰 대접으로 한 대접 물을 붓고 중간불로 30분 정도 달인다.

■ 복용법

하루에 2~3번 복용. 1~2개월 정도 장복.

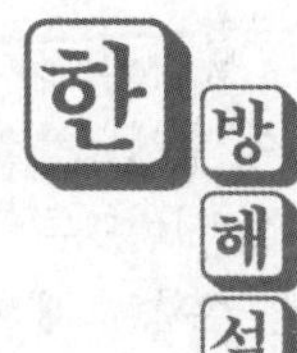

비만이 고혈압이나 당뇨병 등 각종 성인병의 근원이 된다는 사실은 알려져 있지만 실제로 살을 뺀다는 것이 얼마나 어려운가는 경험해 본 사람만이 알 수 있다. 우리 주위에는 살을 빼기 위해서 별의별 방법이 다 동원되고 있지만 근본적인 치료 방법이 너무나 미흡한 것이 사실이다. 결국 비만 치료에는 어떤 독특한 방법이 있는 것은 아니다. 정신 요법, 운동 요법, 체질개선 요법, 식이 요법 등 종합적이고 전문적인 방법이 동원되어야 가능해진다. 이 처방은 많이 먹어서 살이 찌는 사람에게 유효한 처방인데 기순환을 활발하게 하여 담을 제거시켜서 효과를 보게 한다.

변비에 대황

   매일매일 순조롭게 배변을 할 수 있다는 것은 건강을 지키는 비결 중의 하나일 것이다. 요즘은 바쁜 생활과 스트레스로 인한 변비로 고생하는 사람이 많다.

■**재료**
대황 4g, 불린 미역 10g, 감초 2g

■**만드는 법**
대황 4g, 불린 미역 10g, 감초 2g에 물 한 대접을 붓고 반으로 줄 때까지 달인다.

■**복용법**
공복에 아침·저녁 2번 복용.

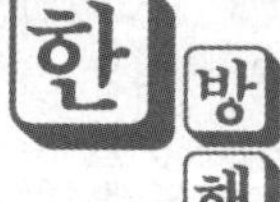

대황은 동의보감에 수록된 대표적인 생약 중의 하나이다. 성분은 여러 가지가 있겠지만 그 중에서 세뇨사이드 A·B·E·F가 잘 알려져 있다. 세뇨사이드류의 약효능은 장간 운동을 촉진시킴으로써 수월한 배변을 돕는 데 유효하다.

변비에 소통기산

　변비가 있으면 아침이 상쾌하지 못하고 특히 여성의 경우 임신 중에는 변비가 더욱 심해진다고 한다. 요즘들어 변비를 호소하는 사람들이 많은데 이 변비의 원인은 여러 가지가 있지만 스트레스를 많이 받거나 신경이 예민한 사람들에게 많다.

■ **재료**
　진피 · 자소엽 · 지각 · 목통 각 4g씩

■ **만드는 법**
　진피 · 자소엽 · 지각 · 목통 각 4g씩에 물 1ℓ를 붓고 중간불로 20~30분 정도 달인다.

■ **복용법**
　공복에 하루 2번, 2~3일 복용.

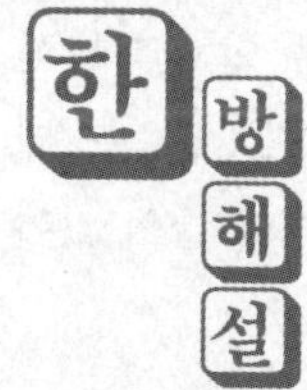

요즘 우리는 신경성 시대에 살고 있다. 신경을 많이 쓰면 울화로 인한 심화가 일어난다. 이 심화는 장에 기름기를 줄여 주어 변비가 된다. 이 변비에서 나오는 것이 황화수소가스이다. 이 가스가 가슴에까지 차서 답답해지고 얼굴이 붓고 우울, 불안, 초조해지는 심장 신경증까지 생긴다. 변비가 심해지다 보면 장에 열이 맺혀서 손발에 열이 생겨 쉽게 잠들지 못한다. 이때 소통기산, 즉 목통, 지각, 진피, 자소엽 등은 통기시켜 주는 작용을 해서 변비를 잘 풀어 주므로 모든 이런 증상들이 깨끗이 해소될 수 있다.

설사에 곶감 · 현지초

설사는 몸에 해로운 것을 먹었다든지 세균이 침입했을 때 일어나는 인체의 생체방어현상인데 장기간 지속되면 탈수현상, 무기력증이 나타나므로 조기치료의 대상이 된다. 곶감과 현지초는 지사제로서 그 효과가 크다고 한다.

■재료
곶감 3개, 현지초 10g

■만드는 법
곶감 3개와 현지초 10g에 물을 부어, 곶감이 풀어질 때까지 달인다.

■복용법
하루 두 번 정도 2~3일간 복용.

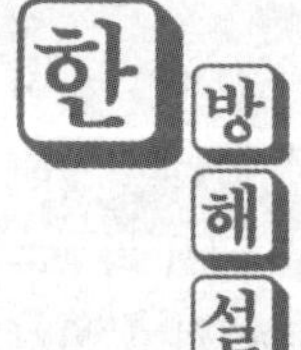

동의보감에 의하면 감에는 일곱 가지 약효가 있다고 전한다. 그래서 예로부터 감잎과 곶감을 약재로 많이 써 왔는데 특히 곶감은 만성설사와 이질을 멈추는 데 처방해 왔다. 또한 현지초에도 탄닌 성분이 들어 있어 수렴작용을 하는 것으로 알려져 있다.

구토 · 설사에 황련탕

복통이 있고 오심 · 구토가 일어날 때는 황련탕이 좋다. 위가 무지근한 느낌을 받고 식욕부진 등의 증상을 호소하는 사람들에게 효과가 있다.

■**재료**
황련 8g, 인삼 8g, 반하 5g, 감초 2g, 생강 3쪽

■**만드는 법**
황련 8g, 인삼 8g, 반하 5g, 감초 2g, 생강 3쪽에 물 한 대접을 붓고 달인다.

■**복용법**
1일 2~3회 복용.

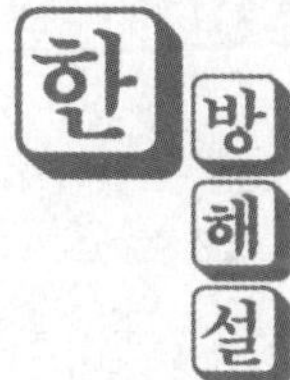

이 처방은 독감이라든가 감기몸살과 같은 열성질환이 소화기 질환과 합병되면서 복통 · 설사 · 구토와 같은 증상이 수반될 때 사용되는 처방이다. 이 처방 중에서 황련은 해열 해독 작용이 강하고 인삼은 기력을 보강시키면서 인체의 자연적인 면역력을 키워 주고 반하는 인체내에 형성되는 비생리적인 물질인 담 · 가래를 삭혀 주면서 소화기능을 평정시켜 주는 약재이다. 이러한 약재에 생강, 감초를 함께 배합함으로써 약효를 증강시켜 그러한 증상을 해소시켜 준다.

만성 설사에 사신탕

설사의 원인은 참으로 여러 가지가 있다고 한다. 과민성인 경우 만성 설사를 일으키며 찬음식을 잘못 먹어도 그럴 수가 있다. 또한 술을 마신 후에 설사를 하는 사람들도 있다고 하는데, 만성 설사인 경우 특히 음식이나 건강관리에 신경을 써야 하고 따뜻한 음식을 섭취하여 배를 따뜻하게 해 주어야 한다.

■ **재료**
파고지 8g, 육두구 4g, 오미자 4g, 현지초 4g, 오수유 2g

■ **만드는 법**
1. 파고지 8g, 오수유 2g을 볶는다.
2. 여기에 육두구 4g, 오미자 4g, 현지초 4g을 넣고 물 1ℓ를 부어 반으로 줄 때까지 달인다.

■ **복용법**
식후에 2~3번 복용.

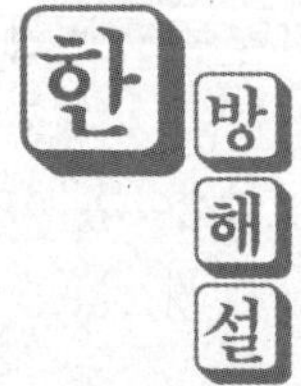

만성 설사는 평소에 복부가 냉하고 비위, 대소장 기능이 약하고 과민성인 체질·급체·식체·식중독·만성 궤양 질환 등 그 밖의 많은 원인을 들 수 있다. 사신탕은 위의 기능을 도와 주고 소화의 기능을 촉진시키고 장 속에 있는 수분 대사를 원활히 해 주기 때문에 이런 증세에 사용할 수 있는 처방 중 하나이다. 그러나 그 원인이 다양하기 때문에 그 원인에 따라 치료해 주는 것이 가장 좋은 방법이다. 특히 찬 음식이나 소화기능이 저하되는 음식은 금하는 것이 좋다.

담석증에 배석탕

담석증은 처음에는 발견이 어렵고 사진 등을 통해서 발견할 수 있는데 고통이 무척 심하다고 한다. 담석증은 담낭에 결석이 생기는 것을 말한다. 주로 아이를 많이 낳은 임산부나 뚱뚱한 체질이거나 미식가들에게 많이 온다고 한다. 그리고 남자보다는 여자 쪽에 많이 나타난다.

■ 재료
인진쑥 8g, 소백피 6g, 목통 4g, 목향 4g, 저령 4g

■ 만드는 법
인진쑥 8g, 소백피 6g, 목통 4g, 목향 4g, 저령 4g에 물 1ℓ를 붓고 반으로 줄 때까지 달인다.

■ 복용법
아침·저녁으로 하루 2회 공복에 복용. 1개월 이상 장복.

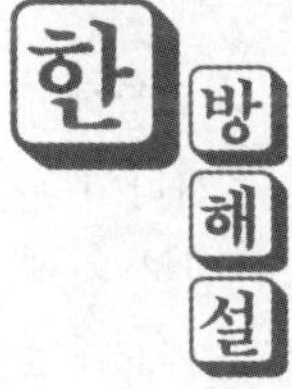

대개 담석증은 간장질환과 합병증으로 오는 경우가 많다. 갑자기 심한 복통이 생기고 소화가 평소에 잘 되지 않고 설사를 한다든지 경우에 따라서는 황달병이 생길 수도 있다. 이럴 때 인진은 담도의 기능을 도와 주고 불순물을 제거해 주는 역할을 하고 소백피는 통증을 없애 주는 좋은 약재이다. 여기에 목향 또한 복통을 없애 주고 이뇨작용을 하므로 담석증에 꾸준히 사용하면 좋은 효과를 볼 수 있다.

과민성 대장 증상에 계지작약탕

여행 도중에 설사를 자주 하게 된다면 무척 곤란할 것이다. 이러한 사람들 중에 과민성 대장 증상은 장에 노폐물이 썩어서 가스가 생기면서 설사를 자주 하게 되고 장벽을 헐게 하는 증상을 말한다. 음식이 배변이 되어야 하는데 찌꺼기가 남아서 노폐물이 생겨 가스가 생기는 경우에 이런 증상이 오게 된다고 한다.

■**재료**
계지 4g, 대추 4g, 생강 4g, 감초 2g, 작약 6g

■**만드는 법**
계지 4g, 대추 4g, 생강 4g, 감초 2g, 작약 6g에 물 1ℓ를 붓고 약한 불로 30~40분 정도 달인다.

■**복용법**
아침·저녁으로 식전에 복용, 1개월 이상 장복.

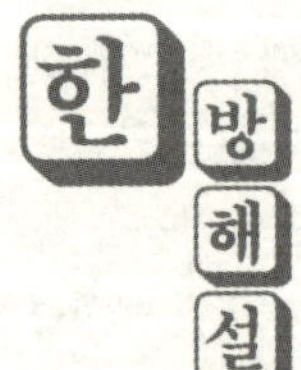

과민성 대장염은 현대를 살아가는 모든 사람들에게 가장 흔하게 나타날 수 있는 대장질환 중의 하나이다. 이때 나타나는 대표적인 증상은 하복부의 심한 불쾌감과 남성의 경우 설사, 여성의 경우 변비가 교대로 나타난다. 이때 작약은 설사와 이질의 치료에 효과가 있는 약재이고 장의 진액을 보강시켜 주므로 장을 튼튼하게 해 준다. 계지는 방향성 건위제로서 소화 흡수에 도움을 주고 감초는 장의 신진대사를 활발히 하고 유동운동을 촉진시켜 준다.

하복부 복통에 건리탕

수면시 이불을 차내고 자는 경우나 음주 후에 열이 나서 이불을 차내
고 잤을 때 냉을 잘 타는 사람들은 복통을 일으키는 수가 많다고 한다.
하복부 복통에는 건리탕이 좋은 약효를 보인다.

■ 재료
  인삼 16g, 생강 8g, 계지 8g, 백작약 4g, 백출 4g, 감초 2g

■ 만드는 법
  인삼 16g, 생강 8g, 계지 8g, 백작약 4g, 백출 4g, 감초 2g에 물 두
  대접을 붓고 달인다.

■ 복용법
  1일 2회 아침·저녁으로 복용.

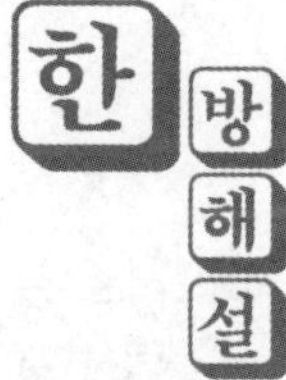

이 건리탕에서 인삼은 오장에 원기를 보해 주고 각종
호르몬과 효소분비를 원활히 해 준다. 생강과 계지는
소화기를 따뜻하게 해 주며 아울러 냉기를 없애주고
건위작용을 한다. 백출과 백작약은 소장과 위 기능을
항진시켜 주고 백작약은 특히 진통·진정 작용이 있
다. 여기에 감초는 위의 약들을 잘 조화시켜 주고 또
그 효능을 더욱 발휘하게 해 준다.

지방간에 인진미나리탕

간은 우리 몸 속 장기들 중에서도 매우 중요한 역할을 하는데 해독작용, 영양분 저장 등이 그 대표적인 것이다. 이러한 간에 지방이 끼면 지방간이 되는데 지방간은 자각증상이 없어서 조기발견이 어렵다고 한다. 모든 병이 다 그렇겠지만 지방간은 식이요법이 매우 중요하다. 술을 많이 마시거나 고지방, 저단백질의 식사를 하는 사람들에게 많다고 하므로 이러한 것들을 피하는 것이 좋겠다.

■ **재료**

  인진쑥 10g, 시호 5g, 감초 3g, 돌미나리 10g

■ **만드는 법**

  인진쑥 10g, 시호 5g, 감초 3g, 돌미나리 10g에 큰 대접으로 한 대접의 물을 붓고 30~40분 정도 달인다.

■ **복용법**

  아침 · 저녁 식후에 복용. 3개월 정도 장복.

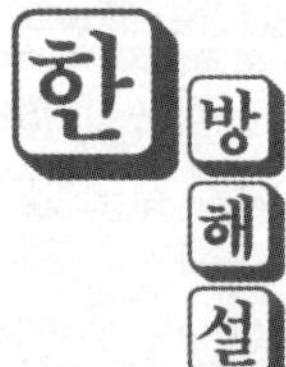

지방간증은 육식을 자주 하는 성인에게 많이 있는 증상이다. 인진쑥과 돌미나리는 간장 기능을 항진시켜 주고 해열과 소염 그리고 각종 간장 질환은 물론 특히 지방간증에 큰 효험이 있다. 아울러서 콩팥과 방광 기능도 도와 준다. 이와 같이 이러한 것들은 지방간증에 큰 효과가 기대되나 체질에 따라서 다소 차이가 있으므로 전문의의 자문을 받아 치료하면 더욱 좋은 효과를 볼 수 있다.

노인성 변비에 삼인죽

잘 먹은 다음 배변을 시원하게 보는 것이 중년 이후에 건강을 지키는 최대 비결이라고 한다. 특히 장이 약해져서 생기는 노인성 변비에는 삼인죽이 좋다.

■ 재료
욱이인 4g, 잣 5g, 도인 5g, 불린 쌀 반 컵 정도

■ 만드는 법
욱이인 4g, 잣 5g, 도인 5g을 절구에 넣고 곱게 빻은 다음 물을 부어 우려낸다. 불린 쌀을 넣고 우려낸 물을 부어 죽을 쑨다.

■ 복용법
아침 공복시 이틀간 복용.

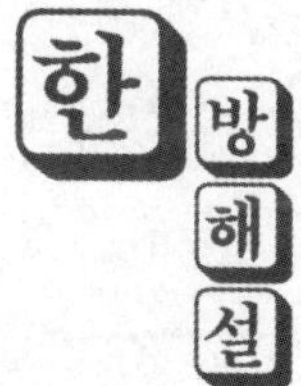

야산에서 흔히 보는 앵두나무의 씨를 욱이인이라 하고 도인은 복숭아씨인데 장의 활동을 촉진시켜 통변을 돕는다. 특히 노인이나 허약인의 변비증상에 좋으나 임산부에게는 금해야 할 처방이다.

급성 위염에 창출

위가 감당할 수 있는 능력의 한계를 넘어선 폭음, 폭식, 자극적 음식은 오늘도 위를 병들게 하고 있다. 이런 식습관으로 급성 위염에 걸렸을 경우 창출을 복용하면 도움이 된다고 한다. 물론 위의 부담을 줄이는 식생활과 함께라면 더욱 바람직하다.

■**재료**

창출 8g, 후박 4g, 감초 2g, 진피 4g

■**만드는 법**

창출 8g, 후박 4g, 감초 2g, 진피 4g을 모두 넣고 물을 두 대접 부어 30~40분 정도 달인다.

■**복용법**

하루 두 번 정도 3~4일간 복용.

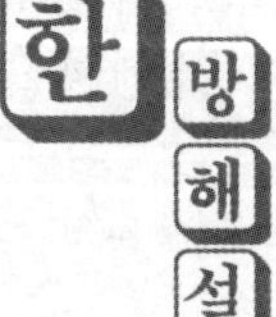

위의 재료를 넣고 끓인 탕을 한방에서는 평이산이라 하는데 모두 위장 기능을 활성화시키고 위하수 증상 등에도 좋은 약재로 쓰인다.

만성 대장염에 무궁화뿌리

음식이나 물을 조금만 바꿔 먹어도 바로 설사를 하는 사람이 있다. 특히 여행 중에 이러한 경우를 겪게 되는데 이처럼 복통과 함께 잦은 설사로 고생할 때 무궁화뿌리가 좋은 약재이다.

■ **재료**

무궁화뿌리 10g, 개나리뿌리 10g, 버드나무가지 10g

■ **만드는 법**

무궁화뿌리 10g, 개나리뿌리 10g, 버드나무가지 10g에 물 1ℓ를 붓고 처음 양의 2/3가 될 때까지 달인다.

■ **복용법**

하루 식전에 3회 복용. 2~3일 복용.

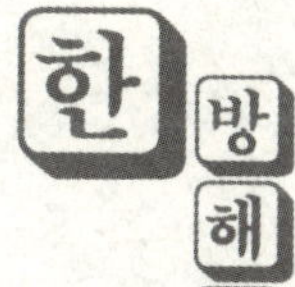

만성 대장염에 사용되는 한약재는 여러 가지가 있겠지만, 여기서 사용된 무궁화뿌리는 목근이라고 해서 과거에 치질 환자들이 그것의 달인 물을 좌욕제로 사용한 예가 많았다. 무궁화뿌리는 이질균에 대한 항균 작용이 강하다. 또한 개나리뿌리는 연교근이라 해서 대장의 염증을 소실시켜 주면서 대장의 기능을 보강시켜 주는 작용을 한다. 수양버들가지는 대장의 하혈을 방지시켜 주는 작용이 있다. 이 약재들을 섞어 복용하면 대장에 세균성 장염이 유발되어 만성화된 대장염에 효과가 있다.

순환기 질환

중풍 후유증에 거습활혈산

혈관에 장애를 일으키는 경우가 중풍병인데 주변에 보면 중풍으로 고생을 하는 사람들이 많은 것을 볼 수 있다. 이 경우 환자 본인 뿐 아니라 식구들의 마음도 무척이나 안타까울 것이다.

■ 재료

당귀 · 창출 각 20g, 적작약 · 속단 · 백출 · 고본 각 10g

■ 만드는 법

당귀 · 창출 각 20g, 적작약 · 속단 · 백출 · 고본 각 10g을 빻아서 분말을 낸다.

■ 복용법

하루 3회 식간에 8g씩 따뜻한 물로 복용.

2개월 이상 장복.

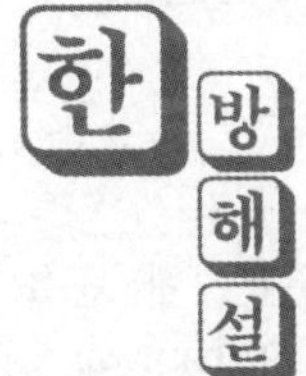

우리 주위에는 중풍 후유증에 시달리는 사람이 대단히 많다. 특히 중풍 치료가 워낙 오래 걸리기 때문에 여러 가지 여건상 완전하게 치료하지 못하면, 한쪽 팔다리가 마비된 채로 불편한 생활을 하게 된다. 중풍에 걸려서 처음에 마비가 풀리면 괜찮지만 오랫동안 치료가 안되고 경직되어 있으면 오히려 진기가 약해지고 나쁜 기운이 남게 되어서 마르게 될 뿐만 아니라 근육과 인대의 기능이 약화된다. 이 처방은 언어나 정신 장애는 없이 단순히 반신마비가 오래 된 환자에게 근육을 튼튼하게 해 주는 역할을 한다. 약을 복용할 때 따뜻한 물이나 온주를 곁들이면 더욱 좋다.

중풍 후유증에 백하수오

중풍을 앓은 사람들의 경우 많은 사람들이 후유증으로 고생을 하게 된다. 특히 중풍은 다른 병보다도 완치가 어렵고 오래가는 병이라서 후유증 또한 많다. 이러한 경우 팔, 다리의 마비로 인해 활동을 자유롭게 하지 못하는 것을 흔히 볼 수 있다. 백하수오는 중풍 후유증에 좋은 약재이다.

■재료
백하수오 10g, 우슬 5g, 두충 5g

■만드는 법
백하수오 10g, 우슬 5g, 두충 5g에 큰 대접으로 한 대접 물을 붓고 30~40분 정도 달인다.

■복용법
아침, 저녁으로 식후에 복용. 2~3개월 장복.

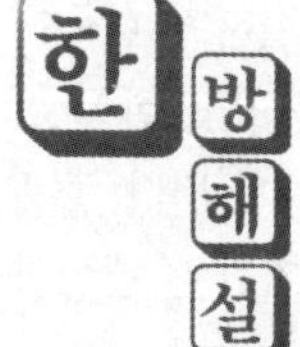

중풍 증세로 오래 고생을 하게 되면 기운이 떨어지고 팔, 다리에 힘이 없고 또한 보행이 어렵게 된다. 이럴 때 백하수오는 기운을 돋워 주고 뼈를 튼튼하게, 근육을 강하게 해 주는 약재이다. 우슬 역시 신경계통의 질환을 잘 치료해 주는 한약재 중의 하나인데 근육을 보강해 주는 역할을 하고 뼈를 보강해 주는 효능이 있다.

중풍에 죽력

중풍은 뇌의 혈관장애로 일어나는 의식장애나 운동마비증을 말하는 것으로 뇌졸중이라고도 한다. 대개 그 원인은 화(火)나 신허, 그리고 간기울결 등 내인 때문이다. 이에 차가운 약성으로 뇌신경 계통에 작용하는 죽력을 씀으로써 중풍의 예방과 치료에 좋은 효과가 있다고 민간의 경험으로 전해지고 있다.

■ 재료
대나무 쪼갠 것, 황토흙

■ 만드는 법
1. 쪼갠 대나무를 항아리에 넣는다.
2. 면 헝겊으로 덮고 철사로 항아리 입구를 돌려댄다.
3. 이 항아리를 거꾸로 들어 다른 항아리에 마주댄다.
4. 황토흙을 바르고 짚으로 싸서 태우면 아래 항아리에 죽력이 고인다.

■ 복용법
1일 3회 식후에 죽력 1숟가락씩 복용.

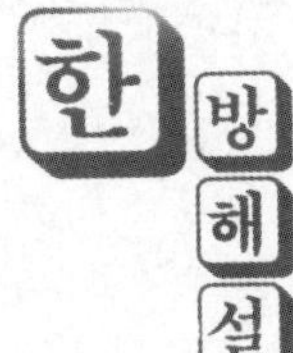

죽력은 맛이 달고, 쓰며 차가운 약성을 가졌다. 순환기 계통과 뇌신경계에 작용하며 특히 중풍에 탁월한 효과가 있다. 우황청심환과 함께 복용하면 약효가 배가된다. 그러나 차가운 체질인 사람은 장복을 피해야 한다.

동맥경화에 히첨차

나이가 들면 여러 가지 성인병이 온다고 한다. 그 중 동맥경화가 오면 머리가 무겁고, 현기증도 나고, 기억력과 시력도 감퇴되는 등 정신적·신체적으로 고통을 받는다.

■재료

히첨 12g, 상지 8g, 천마 5g, 오미자 3g

■만드는 법

히첨 12g, 상지 8g, 천마 5g, 오미자 3g에 물 1ℓ를 붓고 달인다.

■복용법

1일 식후에 3회 복용.

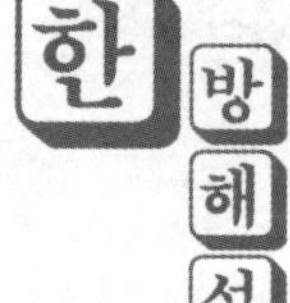

한방에서는 히첨을 사용하는 경우가 있는데 이 히첨은 고혈압 동맥경화를 예방하고 치료해 주는 좋은 약재 중 하나이다. 그것은 활열하고 거풍하는 작용이 있기 때문에 꾸준히 사용하면 좋은 결과가 기대된다. 또한 여기에 상지를 가하게 되면 이뇨시켜 주고 수분대사를 원활하게 하여 주기 때문에 꾸준히 사용하면 예방 및 치료에 많은 도움을 주리라 생각된다.

동맥경화 식이요법에 밤전

이미 10대 후반부터 시작된다는 동맥경화는 조기진단이 어려우므로 예방이 무엇보다 중요하다. 밤으로 전을 부쳐 상식하면 동맥경화에 훌륭한 식이요법이 된다.

■ 재료
밤, 양파, 파, 돼지고기, 식물성 식용유

■ 만드는 법
1. 겉껍질만 깐 밤을 믹서에 갈은 후 양파, 파, 돼지고기(약간)를 넣어 반죽한다.
2. 프라이팬에 식용유를 두른 후 전을 부친다.

■ 복용법
장기간 복용.

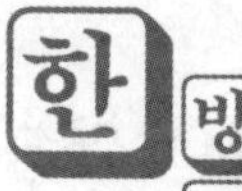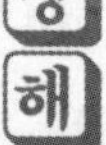

밤을 약용으로 쓸 때는 몸이 건강하고 복부가 나오고 땀을 많이 흘리는 체질인 태음인에게 효과가 크다. 밤은 수분 대사를 원활히 해 주는데 특히 탄닌성분이 성인병을 예방하는 데 유효하다.

동맥경화 예방에 하수오두충주

나이가 들어감에 따라 자연히 노화현상이 오게 된다. 혈관도 예외는 아니어서 노화현상이 오게 되는데 콜레스테롤이 많은 지방질 등을 많이 섭취하면 지방질이 혈관에 쌓여 동맥경화증이 오기 쉽다. 특히 육류를 좋아하는 사람들에게 동맥경화가 많다고 한다.

■재료
하수오 30g, 두충 20g, 소주 500㎖, 설탕 50g

■만드는 법
1. 하수오 30g, 두충 20g, 설탕 50g을 넣고 소주를 500㎖ 정도 붓는다.
2. 그늘에서 1개월 정도 보관한다.

■복용법
하루 2~3회 20㎖씩 복용. 2~3개월 장복.

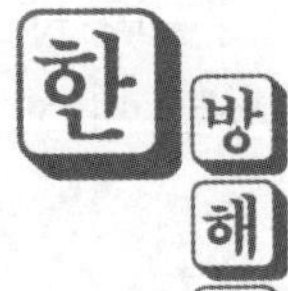

하수오는 신경과 혈액 순환을 좋게 해 준다. 동의보감에 의하면 두충은 진통작용과 함께 혈압을 내려 준다. 특히 하수오와 두충은 모두 혈중의 콜레스테롤 농도를 저하시키는 결과를 입증했다. 다만 이것은 술보다는 약으로 생각하여 전문의의 자문을 받아 체질에 알맞게 복용하면 좋은 효과를 볼 수 있다.

혈액 순환에 은행잎차

그 옛날 한방에서는 은행알을 귀한 약재로 사용했다고 한다. 특히 요즘은 은행잎이 혈액 순환에 효과가 있다고 해서 많은 관심이 모아지고 있다.

■재료
은행잎

■만드는 법
1. 은행잎을 깨끗이 닦아서 볶는다.
2. 볶은 은행잎을 약탕기에 넣어 반 정도까지 물을 붓고 1시간 가량 끓인다.

■복용법
하루에 3~6잔 정도 복용.

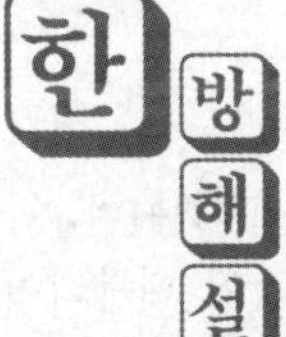

은행은 예로부터 귀한 한약재로 사용되어 왔다. 특히 현대의학에서 은행잎은 혈액순환제로 상품화되어 순환기 질환, 말초혈액 순환장애로 고생하고 있는 많은 사람들에게 도움을 주고 있다.

고혈압에 하수오 돌솥밥

혈압은 나이와 더불어 상승하는 경향이 있는데, 그래서 나이가 들수록 철저한 건강관리가 필요하다. 식염의 과다섭취를 피하고 스트레스를 풀어 주는 등의 각별한 노력이 없으면 안 된다. 더불어 식사유형도 주의해야 하는데, 하수오 돌솥밥은 고혈압에 훌륭한 건강식이라고 한다.

■ 재료

현미 약간, 하수오 30g, 대추 3~4개, 은행 3~4개

■ 만드는 법

1. 하수오를 넣고 물을 넉넉히 부어 15분 정도 끓인다.
2. 하수오를 건져내고 불려 놓은 현미와 대추를 넣어 밥을 짓는다.
3. 밥이 지어진 후 은행을 넣고 뜸을 들인다.

■ 복용법

하루 두 번 정도 복용.

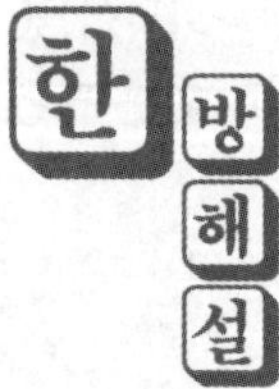

하수오는 순환기 계통의 질병 및 일체의 울혈, 원기 회복에도 좋으며 장복할 경우 흰머리가 검게 되며, 심지어 백삼십 살까지 장수한다고 동의보감에 기록되어 있는 약재이다. 대추와 은행도 각종 성인병 예방에 좋으므로 함께 쓰면 하수오의 효과를 배가시킬 수 있다.

고혈압에 두충탕

두충나무의 잎을 잘 복용하면 신선이 된다고 할 정도로 두충나무는 혈압을 내려 줄 뿐만 아니라 피를 맑게 하고 성인병에 특히 좋다고 한다. 여기서는 두충잎을 이용해서 혈압을 내릴 수 있는 방법을 소개한다.

■재료
두충잎 10g, 우슬 4g, 하고초 8g, 용담 6g

■만드는 법
두충잎 10g, 우슬 4g, 하고초 8g, 용담 6g에 물 두 대접을 붓고 약탕기에서 반으로 줄 때까지 달인다.

■복용법
하루 2~3회, 약 2개월간 복용.

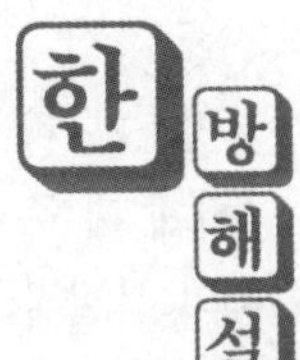

두충은 혈액 중의 콜레스테롤을 낮춰 주는 역할을 하므로 고혈압 질환에 있어서 예방도 되고 치료에도 좋은 효과를 보이고 있다. 이때 용담은 두충의 효능을 더욱 보강시켜 줄 수 있는 작용이 있어서, 간의 어떠한 작용이 부진했을 때 간에서 만들어지는 콜레스테롤을 더 낮추어 줄 수 있다. 또한 두충 자체에 간을 보해 주는 작용이 있으므로 근육의 동통, 무릎이나 어깨의 신경통 등에도 훌륭한 효과가 있다.

만성 간경화증에 녹즙

간에 이상이 생기면 피로감이 제일 먼저 온다. 또한 명치 끝의 불쾌
감, 식사 후의 팽만감 등이 있는데 간의 병은 제때에 치료하지 않으면
더 큰 병으로 진행되어 치명적인 상태까지 가기 쉽다. 이러한 간 기능
회복에 녹황색 채소가 매우 좋다고 한다.

■ 재료
 당근 100g, 시금치 100g, 냉이 100g, 푸른상치, 쑥갓, 귤

■ 만드는 법
 당근 100g, 시금치 100g, 냉이 100g, 푸른상치, 쑥갓, 귤 등의 재료
를 녹즙기에 갈아 녹즙을 만든다.

■ 복용법
 하루에 세 번 공복에 한 컵씩 복용.

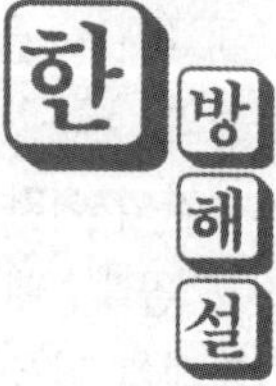

당근에는 당분과 비타민을 비롯한 많은 영양소가 함
유되어 있으며 시금치는 오장의 기를 잘 통하게 해 주
며 주독을 풀어 주는 작용을 한다. 간 기능의 본질적
인 회복은 정확한 진단과 그에 따른 올바른 식이요법
이 관건이다.

만성 피로에 연자육죽

　몸이 피로하다는 증상은 신체의 모든 기능이 휴식을 필요로 한다는 신호이다. 그러나 휴식만으로 피로가 잘 풀리지 않을 때가 있는데 이때 연자육죽을 복용하면 한결 나아진다고 한다.

■재료
　연자육 10g, 감국 3g, 현미찹쌀 30g

■만드는 법
　연자육 10g, 감국 3g, 현미찹쌀 30g을 넣고 재료의 6배 정도 물을 부어 30분간 죽을 쑨다.

■복용법
　하루 두 번 정도 5일간 복용.

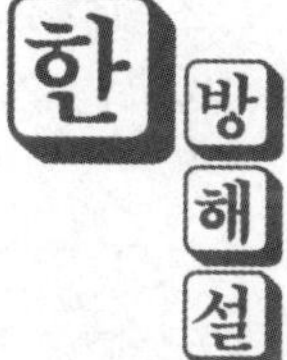

　연자육은 신경과로로 인한 피로에 효과를 발휘하는 약재이며 여기에 정신을 맑게 하는 감국을 함께 쓰면 피로를 푸는 데 도움이 된다.

만성 간염에 모시조개탕

병원에서 만성 간염 진단을 받으면 낙망하고 삶의 의욕을 잃기 쉬운데 실상 자연식이요법으로 회복한 사람들이 많다. 모시조개탕은 간의 기능을 정상화시키는 자연식 중의 하나이다.

■재료
모시조개 10개, 생강 10g, 인진쑥 6g, 미나리 약간

■만드는 법
1. 모시조개 10개, 생강 10g을 넣고 물을 넉넉히 부어 끓인다.
2. 한소큼 끓인 후 인진쑥 6g과 미나리 약간을 넣고 5분 정도 달인다.

■복용법
하루 세 번 정도 꾸준히 복용.

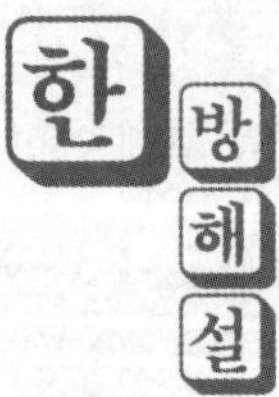

모시조개는 5~6월 채취한 것을 약용으로 쓰는데 소염, 해열, 황달을 가라앉히는 약리작용을 가진다. 음주 후 주독을 풀어 주는 데도 좋다.

저혈압에 당귀탕

겉으로는 건강해 보이지만 저혈압으로 고생하시는 분들이 많다고 한다. 이런 분들은 쉽게 피로를 느끼고 권태감을 느끼며 만사에 의욕이 없는 증세를 보이는데 당귀탕이 좋은 약이 된다.

■ 재료

당귀 4g, 향부자 4g, 백작약 4g

■ 만드는 법

당귀 4g, 향부자 4g, 백작약 4g에 물 한 대접을 붓고 중간불에서 40분 가량 달인다.

■ 복용법

냉장고에 넣고 하루에 3～4회 정도 장복.

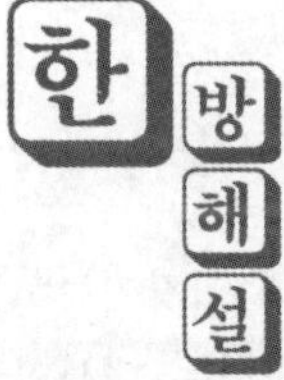

저혈압이 생기는 원인은 여러 가지일 수 있으나 피가 부족해서 생기는 저혈압이 있고, 기가 부족해서 생기는 저혈압도 있다. 당귀·백작약·향부자를 진하게 차처럼 달여 마시면 피가 부족해서 오는 저혈압에 많은 도움을 얻을 수 있다. 당귀는 피를 보호하는 약리적인 효능이 있고 백작약은 양혈시키는 효능이 있기 때문에, 당귀와 백작약을 같이 쓰면 보혈하는 데 많은 도움을 얻을 수 있다. 여기에 향부자를 같이 넣어서 차처럼 달여 마시면 피의 순환을 활발하게 해 주는 역할을 한다.

저혈압에 생녹각탕

저혈압은 최고혈압이 100 이하로 떨어지는 것을 말한다. 저혈압이라고 하면 사람들이 보통 고혈압보다는 덜 걱정하는 경향이 있으나 의외로 저혈압으로 고생을 하는 사람들도 많다고 한다. 저혈압인 경우 조금만 걸어도 쉽게 피로가 오고 현기증을 일으키기 쉬우며 식욕이 떨어지는 증상 등을 보인다고 한다. 저혈압의 증세는 서서히 오기 때문에 처음에는 잘 느낄 수 없으나 이런 경우 생녹각탕의 효능은 주목할 만하다.

■**재료**
생녹각 12g, 황기 8g, 당귀 4g, 육계 2g

■**만드는 법**
생녹각 12g, 황기 8g, 당귀 4g, 육계 2g에 물 한 대접을 붓고 중불로 반으로 줄 때까지 달인다.

■**복용법**
아침·저녁으로 식후에 복용. 1~2개월 복용.

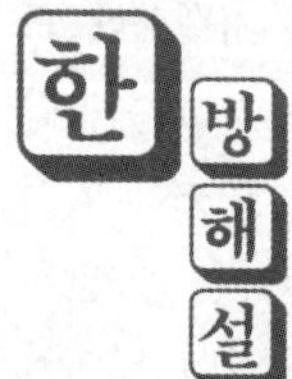

이 증세는 선천적으로 허약한 체질이거나 심장기능이 저하되어 나타나는 경우가 있다. 한방에서는 대사기능, 특히 혈액대사가 원활하지 못한 데서 그 원인을 찾기도 한다. 녹각은 여러 가지 약효 중에 생애라는 작용이 있고 황기는 생애뿐만 아니라 보혈하는 역할을 하고 당귀 역시 보혈하면서 원기 회복을 도와 주는 작용이 있다. 여기에 육계를 가하게 되면 혈액 순환을 원활히 촉진시키는 역할을 한다. 그러나 근본적인 치료는 그 원인에 따라서 치료해야 하기 때문에 전문의에게 문의하는 것이 좋다.

저혈압에 들깨 · 인삼죽

저혈압의 주요 증상은 얼굴이 창백하고 식은땀, 전신쇠약감, 기립성 현기증 등으로 나타나며, 맥박이 일정하지 않고 여리다. 영양가가 높은 들깨죽은 훌륭한 조혈제로 이러한 증상을 해소하는 데 큰 도움이 된다고 한다.

■ 재료
들깨 2스푼, 땅콩 1스푼, 잣 1스푼, 인삼 1스푼, 불린 쌀 80g

■ 만드는 법
1. 불린 쌀 80g, 들깨 2스푼, 땅콩 1스푼, 잣 1스푼을 넣고 물을 넉넉히 붓고 끓인다.
2. 죽이 끓기 시작하면 약한 불에서 인삼 1스푼을 넣고 다시 끓인다.

■ 복용법
공복에 하루 두 번 복용.

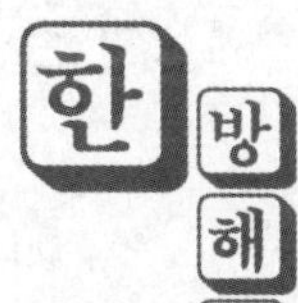

영양실조증이나 빈혈 등으로 인한 저혈압에는 음식을 잘 먹고 열심히 활동하는 것이 약이다. 들깨, 땅콩, 잣은 모두 영양분이 풍부한 건강식품이므로 저혈압 증세 개선에 큰 도움을 줄 것이다.

손발이 저릴 때 홍화·당귀주

손발이 자주 저리는 증상은 갱년기 질환의 하나로서 중년 여성을 더욱 우울하게 하는 일 중의 하나이다. 이 증상에는 혈액 순환을 좋게 하는 홍화·당귀주가 특효라고 한다.

■재료

당귀 30g, 홍화 30g, 설탕 50g, 술 750㎖

■만드는 법

당귀 30g, 홍화 30g, 설탕 50g을 유리병에 넣는다. 여기에 술 750㎖를 붓고 난 후 3개월 뒤에 찌꺼기를 걸러 보관한다.

■복용법

하루 한 잔씩 꾸준히 복용.

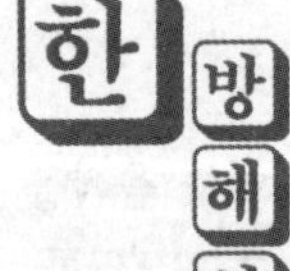

홍화는 혈액이 뭉쳐 어혈이 생길 때 그것을 파혈, 신혈하는 작용을 한다. 혈액이 제자리를 못 찾을 때 마땅히 제자리로 돌아가게 만드는 당귀를 함께 쓰면 손발이 저린 증상을 해소할 수 있다.

손발 저림에 옥병풍산

건강한 사람은 손발이 따뜻한 데 비해 손발이 차거나 냉하고 저리면 몸의 컨디션이 좋지 않다는 것을 의미한다. 늦은 밤까지 손발이 저려서 잠을 깊이 이루지 못하는 분들이 많다고 한다. 이런 경우에는 옥병풍산이 많은 도움을 줄 것이다.

■재료

백출 20g, 황기 20g, 방풍 10g

■만드는 법

백출 20g, 황기 20g, 방풍 10g에 큰 대접으로 물 한 대접을 붓고 30분 정도 달인다.

■복용법

차 마시듯이 수시로 복용. 2개월 정도 장복.

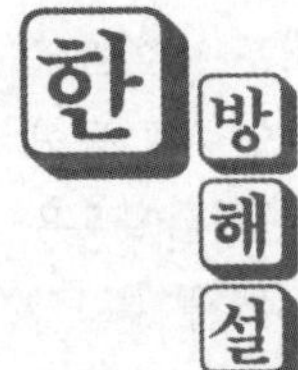

옥병풍산은 풍습으로 인해 손발이 저리고 온몸이 굳고 시리고 경련이 나는 증상을 치료하는 약이다. 백출은 비장과 위, 담을 보호하고 장기의 습을 내려 주며 황기는 폐를 보하고 땀을 없애며 중추신경을 흥분시켜 말초혈액 순환장애를 제거시킨다. 방풍은 풍과 습을 제거하고 해표작용과 어지럼증을 해소하는 약이다. 황기와 방풍을 함께 사용하면 말초신경 순환장애를 치료하는 좋은 약이다.

당뇨병에 선인주

당뇨병에 걸리면 정력이 약해지고 평생을 그 병에서 벗어나지 못한다고 하지만 바른 식이요법을 실천하면 건강한 사람과 똑같은 생활을 할 수 있다. 당뇨병의 보조치료 요법으로서 선인주가 있다.

■ 재료

송이버섯 5~6개, 다시마, 수국차잎 2g, 35도 소주 1되

■ 만드는 법

1. 병 속에 송이버섯 5~6개와 다시마, 수국차잎 2g을 넣는다.
2. 35도 소주 1되를 부은 다음 1개월간 서늘한 곳에 보관한다.
3. 1개월 후 내용물을 헝겊으로 걸러 다른 병에 넣고 봉한다.

■ 복용법

하루에 소주컵 한 잔 정도.

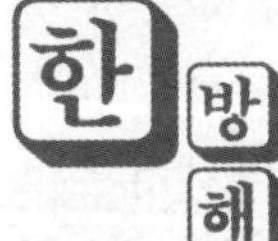
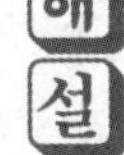

당뇨병은 그 자체보다 합병증이 더 무서운 병이므로 인내심을 가지고 치료에 임해야 한다. 선인주에 들어가는 버섯은 혈당강하작용을, 다시마는 청혈작용을 하므로 훌륭한 당뇨병 보조제라 하겠다. 특히 수국차는 설탕보다 100배나 당도가 높으면서도 저열량가이므로 비만치료에도 좋다.

당뇨 식이요법에 마죽

요즘은 예전과 달리 음식에 당이 많아서인지 당뇨로 고생하는 사람들이 많다고 한다. 심지어는 초등학생까지 당뇨가 있을 정도라고 한다.

■ 재료
산약(마의 괴근) 12g, 연자육 8g, 메주콩 20g, 현미 20g

■ 만드는 법
1. 현미 20g을 물에 불리고, 메주콩 20g을 삶아 갈아 놓는다.
2. 여기에 갈아 놓은 산약 12g, 연자육 8g을 넣고 죽을 끓인다.

■ 복용법
식사 1시간 후, 하루 2번 복용.
1~3개월 장복.

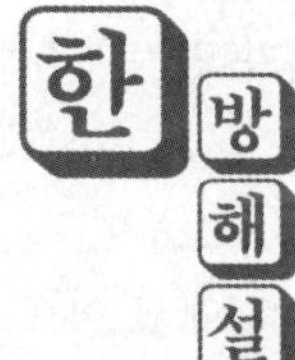

식이요법으로 산약을 사용할 수 있는데 산약은 당뇨병으로 인한 탄력성 없는 근육을 회복시켜 주고, 연자육은 췌장의 기능을 회복시켜 주고 당을 조절해 준다. 또 메주콩은 갈증을 풀어 주는 좋은 약재이고 현미는 이 증세로 인해서 허기진 데 좋은 효과를 보게 한다.

당뇨병 소갈증에 약두부탕

옛날부터 당뇨병은 시도 때도 없이 물을 찾는다 하여 소갈병이라 불렀다. 이 소갈증을 푸는 데 약두부탕이 좋다.

■ **재료**
두부 1모, 미꾸라지 3~4마리, 천화분 20g

■ **만드는 법**
1. 두부 1모는 알맞은 크기로 자른다.
2. 자른 두부와 미꾸라지 3~4마리, 천화분 20g을 넣고 물을 충분히 부어 약한 불에 달인다.

■ **복용법**
격월로 장기간 하루에 두 번 복용.

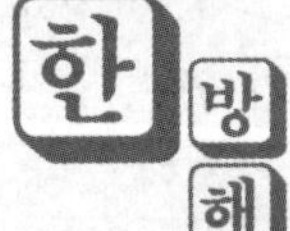

콩은 췌장의 기능을 보강하는 데 큰 효과가 있는데 두부는 95%의 높은 소화율을 보이는 좋은 콩제품이므로 당뇨병에 좋다. 미꾸라지는 소화기능을 도우며 갈증을 푸는 데 유효하며, 천화분은 동의보감에서 이르는 소갈증의 최고 약재이다. 따라서 이 약두부탕은 소갈의 해소에 탁월하다고 하겠다.

혈당을 낮추는 마늘환

피 속에 함유되는 당분이 많아지면 근육이나 간장내의 글리코겐을 저장시켜 주는 역할을 하는 췌장에서 분비되는 호르몬인 인슐린이 부족하여 당뇨병이 온다. 당뇨병이 오면 소변량이 많아지고, 혈액 속에 당질이 많아지면 췌장 호르몬 분비 작용이 파괴되어 당질이 혈관내에 쌓이는 증세가 나타난다. 따라서 입안이 말라 수분 또는 당분을 찾게 되는데 마늘환이 좋다.

■ **재료**
마늘 250g, 계란 1개, 녹말가루

■ **만드는 법**
1. 물을 마늘 250g이 잠길 정도로 붓고 1시간 정도 달인다.
2. 마늘에 계란 노른자위 1개를 넣어 잘 저은 후 녹말가루를 묻혀 환을 만든다.

■ **복용법**
하루 3알 정도, 2~3개월 장복.

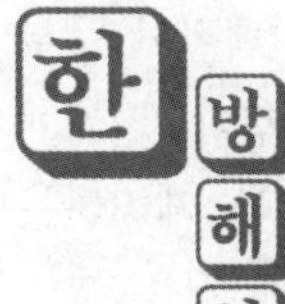

마늘에 대한 실험적 보고로는 대학에서 토끼를 대상으로 실험을 해 보았을 때 일시적으로 혈당을 낮춰 주는 효능이 있다고 보고되었다. 또한 녹말가루와 계란 노른자위는 소화기능을 보강시켜 주면서 일반적으로 진액을 보충시켜 주고 목마름을 해갈시켜 주는 효능이 있다. 이러한 약재들을 배합시켜 줌으로써 당뇨 치료에 도움을 줄 수 있다.

심장병에 오골계찜

심장은 우리 몸의 구석구석까지 혈액을 공급하는 펌프 역할을 맡고 있다. 이처럼 심장은 생명과 직결되는 기관임을 유념하여 연령의 고하를 막론하고 평상시에 섭생하여 심장의 발병을 예방해야 한다. 오골계찜은 예로부터 심장이 약한 사람의 보신제로 이용되어 왔다.

■ **재료**

오골계 1kg, 인삼 2뿌리, 감초·구기자·갈근 각 10g, 은행, 대추, 밤, 마늘, 생강

■ **만드는 법**

1. 오골계에 칼집을 넣는다.
2. 압력솥에 1kg의 오골계를 넣고 인삼 2뿌리, 감초·구기자·갈근 각 10g, 은행, 대추, 밤, 마늘, 생강 등의 재료를 모두 담아 넣은 다음 센불에서 찐다.

■ **복용법**

1주일에 두 마리, 3개월 정도 복용.

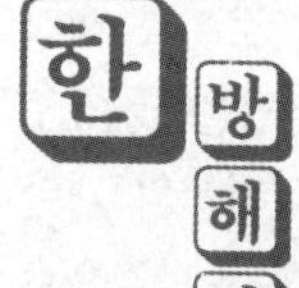

오골계는 소화와 흡수가 빠른 양질의 단백질이 풍부하므로 심장의 근육을 강화하는 역할을 한다. 거기에 강심효과가 있는 인삼과 신경과민 증세를 제거하는 대추를 가미하므로 훌륭한 보신제가 된다.

심장신경증에 영계감조탕

 높은 계단을 오르고 나면 심장이 뛰는 것은 지극히 당연한 일이나 그렇지 않은 평상시에도 입시생처럼 마음이 진정되지 않아 불안하고 초조함을 느끼는 사람들이 있다. 이처럼 특별한 일 없이도 마음이 불안하고 안정을 찾지 못하면 모든 일을 마음먹은 대로 잘 처리할 수 없다. 마음이 진정되고 편안해야만이 모든 일에 의욕적으로 임할 수 있을 것이다.

■**재료**
 백복령 4g, 계지 3g, 대추 3g, 감초 1g

■**만드는 법**
 백복령 4g, 계지 3g, 대추 3g, 감초 1g에 물 한 대접을 붓고 중간불로 30분 정도 달인다.

■**복용법**
 하루 식후 3번 복용. 5~6개월 장복.

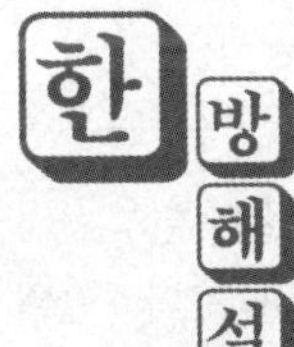

 정신 신경이 불안해서 오는 증상을 심장신경증이라 한다. 우울, 불안, 초조, 각종 불면증, 손발 저림, 심장 두근거림과 같은 증상을 나타내는데 이 원인은 간과 콩팥에서 수용을 못하는 각종 스트레스 때문이다. 즉 지나친 욕심이나 불안한 일이 있다든가, 아니면 설탕, 밀가루, 지나치게 기름진 음식 등을 많이 섭취했을 때 이런 것들이 간과 심장에 부담을 준다. 이 부담이 어혈로 바뀌기 때문에 심장신경증을 일으키는 것이다. 그러므로 간이나 콩팥의 기능이 저하인가 항진인가를 의사로부터 진단받아서 그 처방대로 따르면 훌륭한 효과를 얻는다.

협심증에 단삼음

　사람 몸의 장기 중에서 소중하지 않은 곳은 한 군데도 없겠지만 특히 심장은 더욱 그러하다. 어느날 갑자기 가슴이 조여오고 가슴을 누르는 듯한 증상이 바로 협심증이다. 이렇게 가슴이 조여오는 증상이 나타나면 가슴만 답답한 것이 아니라 이 기운이 팔과 어깨에까지 뻗쳐 이런 부위들도 저리고 아파온다고 한다.

■**재료**
　단삼 30g, 단향 3g, 사인 3g

■**만드는 법**
　1. 단삼 30g에 물 한 대접을 붓고 중불로 2시간 정도 달인다.
　2. 여기에 분말을 낸 단향 3g, 사인 3g을 섞는다.

■**복용법**
　하루 식후 3번 복용, 3~4개월 장복.

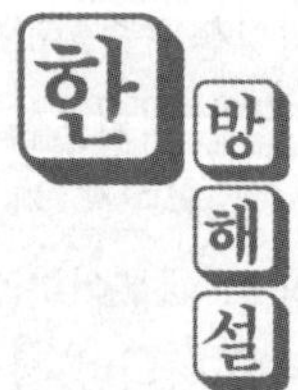

심장근육 자체에 혈액을 공급하는 관상동맥이 좁아지는 동맥경화가 오면 심장근육이 활동할 만큼 충분한 혈액을 공급받지 못하여 심장근육이 경련을 일으키며 통증을 나타내게 되는데 이를 협심증이라 한다. 한의학적으로는 이를 흉비, 혹은 진심통이라는 병명으로 진단하고 어혈, 담음 등을 이 병의 원인으로 보는데 치료 방법으로는 체질과 원인을 정확히 진단하여 처방하여야 한다. 주로 단삼음, 과로해백반하탕, 혈부축어탕 등을 처방할 수 있는데 이 가운데 단삼음은 피를 맑게 하고 기를 잘 소통시키며 가슴을 편안히 하는 작용이 있어 협심증에 응용될 수 있다.

강심작용에 연자육탕

소심하고 심장이 약해서 작은 소리에도 안정을 잃고 초조해 하며 침착하지 못하고 불안감을 느낀다면 참으로 괴로울 것이다. 심장을 튼튼하게 해 주는 작용을 하는 연자육탕을 권한다.

■ 재료

연자육 10g, 석창포 5g, 대나무 잎 5g, 감초 2g

■ 만드는 법

연자육 10g, 석창포 5g, 대나무 잎 5g, 감초 2g에 물 1ℓ를 붓고 반으로 줄 때까지 달인다.

■ 복용법

아침·저녁으로 식후에 복용. 1개월 이상 장복.

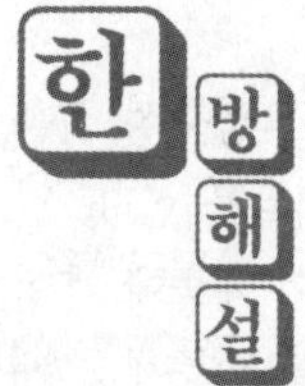

연자육은 자양강장제로서 심장을 편안하게 해 주면서 맑고 튼튼하게 해 준다. 또한 인체의 혈액과 관계되는 질환에 좋은 효능이 있다. 석창포는 협심증, 심경색증 또는 심장성 부종과 심장성 천식에 좋은 효능을 가지고 있다. 대나무 잎은 가슴이 답답한 것을 없애 주고 심장을 상쾌하게 해 주어서 심장병이나 고혈압, 동맥경화증에 좋은 효능이 있다. 이러한 약들을 오래 복용하게 되면 심장이 튼튼해지고 머리가 맑아질 것이다.

황달에 우렁이볶음

황달은 간장의 질병으로 인해 혈액 속에 이상이 생겨 나타나는 것으로 눈의 흰자위와 피부가 모두 노랗게 된 상태이다. 황달을 포함한 간장병에 있어 한방은 효과적인 처방을 많이 가지고 있는데 그 중 하나가 우렁이볶음이다.

■재료
  우렁이, 인진쑥, 생강, 땅콩기름, 청주

■만드는 법
  1. 달구어진 프라이팬에 땅콩기름을 두르고 우렁이를 볶는다.
  2. 우렁이를 볶다가 인진쑥, 생강을 넣고 청주를 부어 볶는다.

■복용법
  1주일에 2~3회, 1개월 이상 장복.

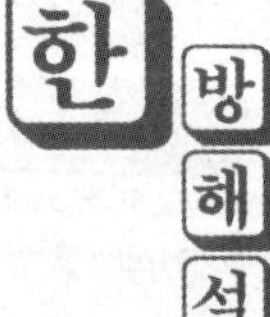

우렁이는 약성이 차고 맛이 달며, 간장의 염증성 열을 식혀 주고 아울러서 간장을 보호하는 역할을 한다. 인진쑥은 소염, 심장 기능 강화, 체내 독소 배출에 효험이 있으므로 우렁이와 함께 복용하면 황달 증세를 개선시키는 데 매우 유용하다.

황달에 치자백비탕

사람이 몸 중에 귀하지 않은 곳은 없지만 특히 간은 병증이 아주 깊지 않은 이상 침묵하고 있기 때문에 잘 알 수가 없다고 한다. 그러나 간이 나빠지면 황달이 나타난다고 한다. 황달이 오면 눈이 노랗게 되고 소변 또한 보기가 힘들다. 이때 치자백비탕이 효과가 있다.

■ 재료
인진쑥 10g, 치자 3g, 황백 2g, 감초 1g

■ 만드는 법
인진쑥 10g, 치자 3g, 황백 2g, 감초 1g에 물 1ℓ를 붓고 반으로 줄 때까지 달인다.

■ 복용법
하루 식후에 2번, 10일 정도 복용.

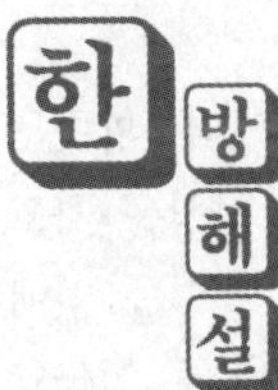

황달은 간이나 담낭의 질환이 있을 때 눈의 흰자위라든가 피부가 노랗게 되는 증상이다. 이때 인진쑥은 간이나 담낭의 염증을 치료해 주고 해열시켜 주는 작용이 있어 한방에서 대표적으로 많이 쓰이며, 특히 황달에 좋은 효과가 있다. 그리고 황백은 내장의 염증을 치료해 주면서 소염작용과 살균작용이 강하기 때문에 이러한 약재들을 사용하게 되면 황달에 좋은 효과를 볼 수 있다.

얼굴이 상기될 때 가미승마황련탕

술을 마셨다거나 감기 기운이 있을 때도 얼굴이 상기될 수가 있다. 얼굴이 자주 상기되면 외출하는 데도 불편이 따르고 신경이 많이 쓰인다. 얼굴이 상기되는 것은 여러 가지 원인이 있을 수 있는데 신경이 예민하거나 스트레스를 받아서 혈압이 높다든지 위의 열 때문일 수 있다. 이럴 때는 가미승마황련탕이 좋다.

■재료

승마 10g, 갈근 10g, 백지 7g, 황련 7g, 감초 4g

■만드는 법

승마 10g, 갈근 10g, 백지 7g, 황련 7g, 감초 4g에 큰 대접으로 한 대접 물을 붓고 반으로 줄 때까지 달인다.

■복용법

아침·저녁 식후 2회, 2주 정도 복용.

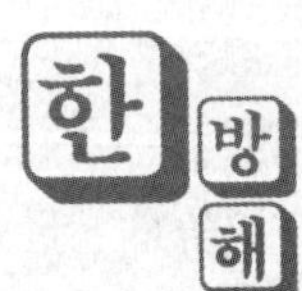

승마, 갈근은 청열·해열·해독 작용이 있다. 황련은 베르베린과 팔마틴 등의 성분을 지니며 약성은 차고 맛은 쓰며 얼굴을 비롯한 상초, 중초에 습열을 없애주고 항균 효과도 있다. 백지는 위의 약효를 얼굴로 끌어들이는 작용을 한다.

얼굴이 상기될 때 현삼탕

갱년기의 여성들 중에 흔히 얼굴이 상기되며 전신이 후끈거린다고 호소하는 사람들이 있는데 이는 갱년기 증후군의 하나이다. 현삼탕의 약효성분은 얼굴이 벌겋게 달아오르는 현상을 해소하는 데 도움이 될 것이다.

■재료

현삼 8g, 지모 2g, 황백 2g

■만드는 법

현삼8g, 지모 2g, 황백 2g을 넣고 물 두 대접을 부어 물이 반으로 줄 때까지 달인다.

■복용법

식후 한 잔씩 1주일 이상 복용.

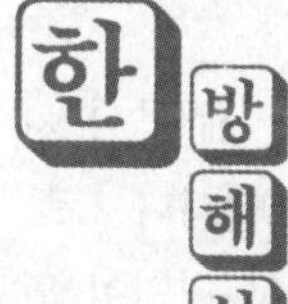

현삼은 고열이 있어 가슴이 답답하고 목이 마르는 증세에 잘 듣는 약재이며 해열·진정 작용을 하는 지모와 황백을 어우르면 심인성 또는 자율신경 실조에 따른 상기 증세를 가라앉힐 수 있다.

냉증에 작약 · 건강

사람의 몸은 손발이 따뜻해야 건강하다고 볼 수 있다. 몸이 찬 사람들 중에는 냉증으로 고생을 하는 사람들이 많은데 특히 임산부들, 산후 조리를 잘 못한 분들이 몸이 냉한 경우가 많다고 한다. 이러한 분들은 날씨가 춥지 않아도 항상 양말을 신어야 하는데, 특히 냉증이 심한 경우엔 비타민과 미네랄이 풍부한 음식을 섭취하는 것이 좋고 늘 몸을 따뜻하게 해 주며, 적당한 운동 또한 필요하다.

■ 재료

작약 20g, 건강 5g

■ 만드는 법

1. 작약 20g, 건강 5g을 볶는다.
2. 볶은 작약과 건강을 빻아서 가루를 낸다.

■ 복용법

아침 · 저녁으로 따뜻한 물에 복용.

1~2개월 장복.

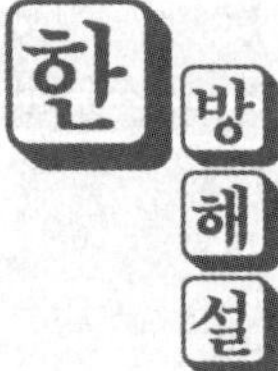

냉증이란, 말 그대로 혈액 순환 장애로 인해 몸이 차가운 증상을 말하는데 이는 체질적인 소인이나 스트레스, 운동 부족, 여성의 임신 · 출산 등이 원인이 되며 대부분 손발이 찬 수족냉증이나 항시 아랫배가 차가운 하복냉증이 많다. 한방적인 치료법으로는 몸을 따뜻하게 해서 혈액 순환을 촉진하고 원기를 보해 주는 이중탕, 당귀사역탕, 팔물탕 등이 활용될 수 있고 가정에서는 건강과 작약을 달여서 복용하면 냉증으로 인한 통증에 많은 도움이 된다. 증상이 심한 경우는 전문의를 찾아 정확한 진단을 받은 후에 치료를 받는 것이 좋다.

체내열이 많은 소갈증에 현삼맥문동탕

사람이 운동을 해서 땀을 많이 흘렸거나 음식을 짜게 먹었을 경우는 물을 찾게 되는데 이러한 경우가 아닌데도 병적으로 자꾸 조갈이 나는 경우가 있다. 이것을 한의학적으로 '소갈증' 이라고 한다. 물을 자꾸 마시게 되는 경우인데 당뇨병이 있을 때에 이러한 경우가 오기 쉽고 체내에 열이 많을 때도 그렇다고 한다.

■ 재료
　현삼 40g, 맥문동 40g, 산약 12g, 천화분 12g, 육계 4g, 오미자 4g

■ 만드는 법
　현삼 40g, 맥문동 40g, 산약 12g, 천화분 12g, 육계 4g, 오미자 4g에 물 한 대접을 붓고 30~40분 정도 달인다.

■ 복용법
　하루 3회 식후에 복용. 5~6일 복용.

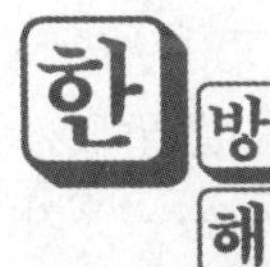
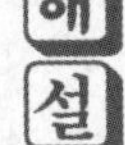

평소에 지나치게 물을 많이 마시는 소갈증은 체내의 장기 기능의 이상으로 흉부와 심폐에 열이 생기는 경우가 있고 또 당뇨 증세로 인해 입이 마르고 갈증이 생기는 등 여러 가지 원인을 들 수 있다. 현삼과 맥문동은 심폐 기능을 원활히 해 주는 효능이 있고 여기에 육계와 산약은 이 증세로 인해 소모된 체력을 보강해 주는 역할을 한다. 오미자 역시 오장을 보하고 또 당으로 인해 떨어진 체력을 보해 주는 데 좋은 효과가 있다.

통풍에 잔대요법

통풍은 바람만 불어도 통증이 느껴진다고 할 정도로 통증이 심한 병으로 술을 과음하거나 육식을 많이 하시는 분들에게 많이 나타난다고 한다.

■재료

잔대 반 근, 늙은호박 반 개

■만드는 법

1. 잔대는 물에 불린다.
2. 늙은호박을 큼직큼직하게 썰어서 잔대를 넣고 물 네 대접을 부어 물러질 때까지 달인다.

■복용법

하루 2~3회 수시 복용.

2개월 정도 장기 복용.

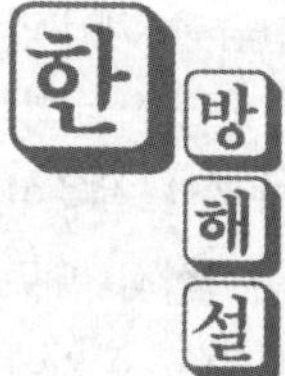

통풍은 요산 과다가 그 질병의 원인이라고 볼 수 있다. 주로 나타나는 부위는 양 무릎, 발목, 발끝에 많이 나타나는데 통증이 매우 심하고 나타나는 부위가 붉게 된다. 이때 민간약으로 많이 사용하고 있는 호박은 해독과 수분작용을 원활히 해 주기 때문에 꾸준히 사용하면 좋은 효과가 있고 잔대 또한 해독과 이뇨작용이 있기 때문에 통풍에 많이 사용하면 좋다.

통풍에 음지냉수화뿌리

통풍은 전세계적으로 완전한 치료법이 없다고 한다. 그만큼 통풍 환자의 고통은 크다고 할 것이다. 이 통풍은 현대병이라 할 수 있는데 단백질을 많이 섭취하면 혈액에 요산이 쌓이게 되어 무릎이나 팔꿈치 등에 통풍 증세가 나타난다.

■ **재료**
음지냉수화뿌리 10g, 진피 3g, 감초 1.5g

■ **만드는 법**
음지냉수화뿌리 10g, 진피 3g, 감초 1.5g에 물 1.8ℓ를 붓고 30분 정도 달인다.

■ **복용법**
차 마시듯 수시로 복용. 3~6개월 정도 장복.

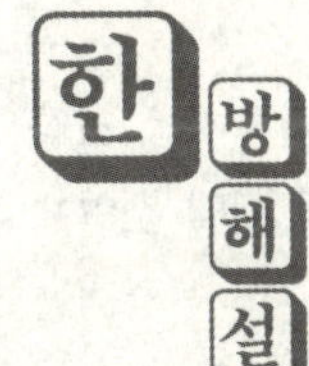

음지냉수화란 우리나라 남쪽 도서지방에 자생하는 풀로서 성질상 습하고 서늘한 곳에서 잘 자란다. 약용으로 사용할 때는 뿌리를 쓰는데 특히 중국에서는 학명을 음지냉수화라 붙일 정도로 민간약재로 효과를 인정받았다. 특히 육류가 소화되는 과정에서 생기는 요산이 장 안에 많이 생겨서 축적되면 통풍을 일으키는데 이 약이 통풍을 완화시켜 주고 치료 효과가 상당히 높다고 알려져 있다. 실험 결과로도 요산을 제거시켜 주는 성질이 있음이 밝혀진 바 있어 앞으로 통풍 치료에 기대할 만큼 훌륭한 약이라 하겠다.

현기증에 황금백출탕

갑자기 자리에서 일어설 때 어지러움을 느끼는 경우가 있는데 이 증세가 바로 현기증이다. 현기증이 있는 경우 오랫동안 햇빛을 쬐게 되면 어지러움증이 쉽게 오게 되고 여성의 경우 걸레질 등을 하다가 일어설 때도 이런 증세가 와서 고통을 느끼게 된다. 이러한 현기증은 남성보다는 여성 쪽에 더 많다고 하는데 황금백출탕이 좋다.

■재료
황금 4g, 당귀 4g, 건강 3g, 백출 3g, 형개 2g, 천궁 2g

■만드는 법
황금 4g, 당귀 4g, 건강 3g, 백출 3g, 형개 2g, 천궁 2g에 큰 대접으로 물 한 대접을 붓고 반으로 줄 때까지 달인다.

■복용법
하루에 2번 식후에 복용. 10일~1개월 정도 장복.

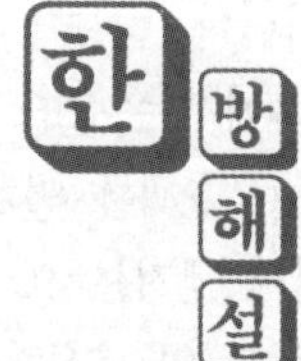

현기증은 몸이 허약한 사람이 순환기나 신경성 질환에서 오는 증상이다. 이때 황금은 청량성 해열 소염제로서 인체의 열을 내려 주고 소염작용을 한다. 당귀는 인체의 혈액과 관계되는 질환에 한방에서 많이 쓰는 약이다. 그리고 형개는 얼굴과 머리에 경락을 잘 소통하게 해 주며 천궁은 흥분성 화열제로서 신경성 또는 피와 기가 울체된 것을 신속하게 소통해 주는 작용을 한다. 이런 약들을 복용하면 현기증에 좋은 효과를 볼 수 있다.

현기증에 진무탕

　건강해 보이는 사람들 중에서도 빈혈로 고생을 하는 사람들이 의외로 많다고 한다. 식사를 자주 거르거나 해서 이런 어지러움증이 오게 되는데 이런 경우에는 일의 의욕도 떨어지고 짜증이 나기도 한다.

■ 재료
　복령 5g, 작약 3g, 생강 3g, 백출 3g

■ 만드는 법
　복령 5g, 작약 3g, 생강 3g, 백출 3g에 물 1ℓ를 붓고 중간불로 20분 정도 달여서 처음 양의 2/3로 줄게 한다.

■ 복용법
　하루에 3번 복용. 2개월 정도 장복.

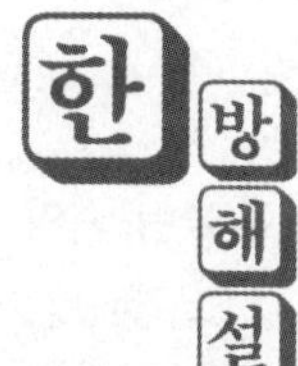

　진무탕은 일명 현무탕이라고도 한다. 한기, 즉 찬바람 기운이 체내로 들어와 소화 기능을 떨어뜨리기 때문에 복부가 차가워지고 구역질이 나고 설사를 하며 자연적으로 체력이 감소되고 두통이 생기고 어지러움증이 발생하는 증세이다. 이럴 때 이 약재를 달여서 복용하게 되면 좋은 효과를 거둘 수 있는데 이 효과 외에 기관지염 해소에도 도움을 줄 수 있다.

빈혈에 녹각

조금만 움직여도 피로감을 느끼며 두통과 현기증이 자주 일어나는 빈혈증은 예로부터 여성을 괴롭혀 온 병인데, 녹각교 1스푼을 인삼과 당귀 달인 물에 타서 하루 두 번 한 컵씩 복용하면 나아질 수 있다.

■ 재료
녹각 반 근, 인삼 12g, 당귀 12g

■ 만드는 법
1. 녹각 반 근을 넣고 물을 다섯 대접 정도 부어 약한 불에서 7시간 정도 푹 곤 후 차게 식혀 보관한다.
2. 인삼 12g과 당귀 12g을 넣고 물을 넉넉히 한 대접 부어 반으로 줄 때까지 달인다.

■ 복용법
녹각교 1스푼과 달인 물을 한 컵에 타서 하루 두 번 복용.

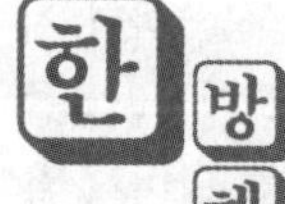

어지럼증을 잘 타는 사람은 기혈이 떨어져 몸이 쇠약하고 권태증을 앓는다. 주로 철 결핍이나 출혈과다, 저혈압 등이 원인이 되는데 이때 생혈(生血)·활혈(活血)의 약지작용을 가진 녹각을 인삼, 당귀와 함께 쓰면 근치할 수 있다.

빈혈에 당귀 · 구기자차

여성들은 출산이나 생리 등으로 인해 남성들보다 빈혈이 많다고 한다. 빈혈은 피의 부족 현상으로 나른하고 어지럽고 앉았다가 일어나면 현기증이 오며 귀가 울리고 가슴이 두근거린다고 호소하는 분들이 많은데, 당귀와 구기자 달인 물을 장복하면 좋다.

■ 재료

당귀 10g, 구기자 5g, 대추 2개

■ 만드는 법

당귀 10g, 구기자 5g, 대추 2개에 큰 대접으로 물을 한 대접 붓고, 30~40분간 달인다.

■ 복용법

수시로 차처럼 마신다. 1개월 이상 장복.

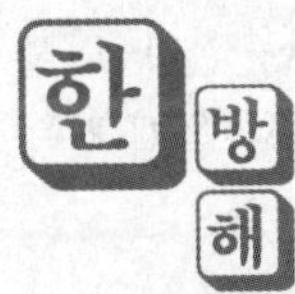

요즘 빈혈은 편식과 아울러 인스턴트 식품을 식사대용으로 하기 때문에 많이 생긴다. 이때 당귀는 보혈과 혈액 순환을 돕고 맑고 신선한 피를 만드는 약으로 한방에서는 대표적인 것이다. 구기자는 신경성 열을 내려 주고 피부를 윤택하게 해 준다. 대추는 풍부한 칼슘을 함유하고 있고 조혈작용을 하므로 빈혈에 좋다. 다만 혈압이 높은 분, 또는 상초에 열이 있는 분은 전문의의 자문을 받아서 복용하면 더 좋다.

손발이 찰 때 인진쑥

옛 어른들은 손과 발이 찬 여자를 복 없는 여자라고 멀리했다 한다. 그래서인지 이 증상을 개선하는 약재들이 지금까지 그 효능을 인정받고 있는데, 그 중에서 인진쑥이 좋은 약재로 쓰인다.

■ 재료
  인진쑥, 당귀, 오수유, 벌꿀

■ 만드는 법
  1. 인진쑥과 당귀, 오수유를 체에 쳐서 곱게 가루낸다.
  2. 위의 분말 큰 스푼 하나에 벌꿀 3티스푼을 넣어 반죽하여 팥알 크기로 환을 만든다.

■ 복용법
  하루 두 번 30알씩 복용.

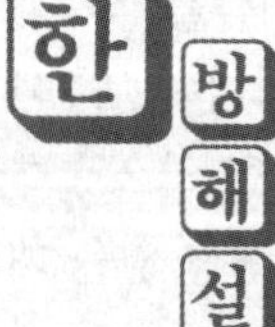

수족냉증은 대사기능이 떨어지고, 혈액순환이 나쁠 때 나타난다. 이때 몸을 덥혀 주고 피를 잘 돌게 하는 인진쑥, 당귀, 오수유를 쓰면 특효를 얻는다.

거칠어진 피부에 율무닭죽

찬바람이 부는 계절이 되면 피부가 거칠어지기 쉽다. 피부가 거칠어
지면 여성의 경우 화장도 잘 받질 않아 신경이 많이 쓰이게 된다. 햇볕
이나 강한 바람 등에 장시간 피부가 노출될 경우 거칠어지기 쉬우므로
이러한 경우는 가급적 피하는 것이 좋겠다.

■재료
  율무쌀 70g, 천문동 20g, 닭고기 200g, 송이버섯 2개, 생강, 파

■만드는 법
  1. 천문동 20g을 먼저 끓인다.
  2. 끓인 천문동 물에 열탕에서 24시간 불린 율무쌀 70g과 닭고기
     200g, 송이버섯 2개에 생강, 파를 넣어 죽을 만든다.

■복용법
  1일 1회, 1~2주 정도 계속 복용한다.

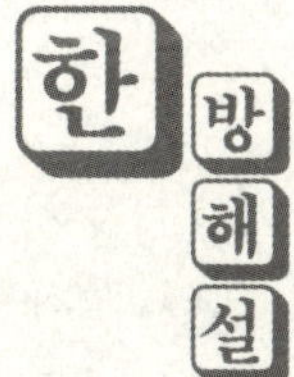

율무는 위, 십이지장, 대장의 궤양이나 염증에 한방에
서 많이 쓰는 약재이다. 아울러 폐와 간장에도 사용된
다. 특히 피부의 노폐물을 배설해 줌은 물론 곱고 튼
튼하게 해 준다. 천문동은 가을에 많이 사용되는 약재
로서 피부를 튼튼하게 해 주고 골수도 윤택하게 해 주
는 작용이 있다. 송이버섯 역시 오장을 편안하게 해
주고 근육을 부드럽고 튼튼하게 하는 작용을 한다.

거칠어진 피부에 한방 마사지

흔히 피부는 햇볕이나 바람 등에 장시간 노출되면 거칠어지기 쉽고, 또 나이가 많아지면서 피부에도 노화현상이 일어나게 된다. 피부는 자신의 건강과 젊음을 체크할 수 있는 좋은 척도가 된다. 그러므로 항상 피부(특히 얼굴피부)를 주의 깊게 관찰할 필요가 있다. 거칠어진 피부를 아름답게 하는 한방 마사지를 소개한다.

■재료

감초·찹쌀가루·율무가루·귤껍질 말린 분말·들깨·밤가루 각 1스푼, 달걀 1개, 요구르트

■만드는 법

1. 달걀을 깨뜨려 흰자위를 제거하고 노른자위를 분리시킨다.
2. 노른자위에 감초·찹쌀가루·율무가루·귤껍질 말린 분말·들깨· 밤가루 각 1스푼, 요구르트를 섞어 얼굴에 팩한다.

■사용법

1~2일에 한 번씩.

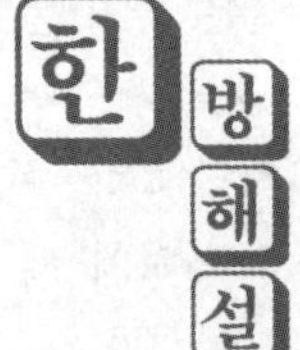

율무는 피부를 아름답게 하는 가장 좋은 자양 강장 식품이고 피부영양제이다. 또한 감초는 손상된 피부에 파괴된 세포를 재생시키는 기능이 있다. 아울러 귤껍질 또한 피부에 영양을 공급해 주므로 이 세 가지를 섞은 것으로 피부를 가꾸면 피부가 곱고 아름다워진다.

피부가 거칠 때 오과산

'미인은 피부 한 꺼풀 차이다' 라는 말이 있듯이 여자는 피부가 고와야 미인이라는 소리를 들을 수 있다. 피부가 곱지 못하면 어디에 나서기도 자연히 꺼려진다. 또한 피부가 거칠면 화장도 잘 받지 않을 뿐더러 피부가 고와야만 자신감이 생기게 마련이다.

■ 재료
율무쌀 30g, 시금자 10g, 은행 10g, 살구씨 10g, 대추

■ 만드는 법
1. 율무쌀 30g, 시금자 10g, 은행 10g, 살구씨 10g을 곱게 분말 낸다.
2. 대추 달인 물에 1스푼을 타서 복용한다.

■ 복용법
하루에 3~4번 복용. 6개월 이상 장복.

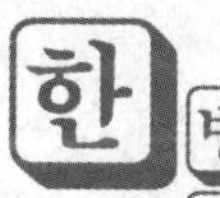
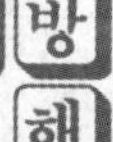
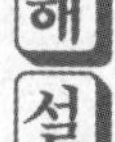

여러 가지 스트레스로 인해서 또는 부적합한 음식을 먹어서 어혈이 생긴다. 부적합한 음식이라는 것은 설탕, 밀가루, 지나친 육류 등이다. 이런 것으로 인해 말초혈관이 막히는 수가 있다. 이때 얼굴 피부가 거칠어지는 것이다. 이런 사람들은 물사마귀 같은 것들이 많이 생긴다. 이러한 때 이 약재를 상당 기간 복용하게 되면 훌륭한 효과를 볼 수 있다.

여드름에 목단피 · 시금치 세안

예전에는 '여드름은 청춘의 심벌' 이라는 말이 있었지만 요즘에 와서는 오히려 귀찮은 피부 질환에 지나지 않는다. 여드름으로 고민하는 사람들의 경우 음식물 섭취에 신경쓰는 것은 물론 지나친 지방질 성분 섭취를 피하는 것이 좋고 특히 세안에 남다른 신경을 써야 한다.

■ 재료
목단피 180g, 시금치 120g, 녹두가루 2~3스푼, 계란

■ 만드는 법
1. 시금치 120g과 목단피 180g에 두 대접 물을 붓고 끓인다.
2. 녹두가루 2~3 숟가락을 계란 흰자위로 반죽한다.

■ 사용법
1. 반죽한 녹두가루를 얼굴에 바른다.
2. 시금치와 목단피를 끓인 물로 세안한다.

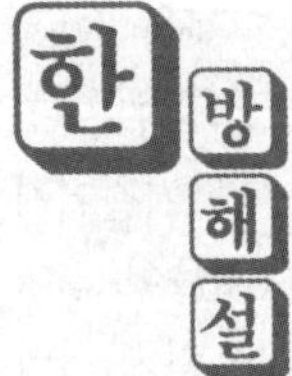

목단피는 청혈, 활혈시키고 어혈을 푸는 작용이 있으면서 피부의 발진을 치료하는 작용이 있다. 시금치는 보혈시키는 작용이 있고 피부의 혈맥을 통하게 하는 작용이 있어 여드름 치료에 많은 도움을 얻을 수 있다. 녹두와 계란 흰자위로 만든 팩은 해열 · 해독 작용이 있어서, 위의 열로 인해서 여드름이 날 때는 많은 도움을 얻을 수 있고 지방질을 제거하므로 기미, 주근깨, 여드름에 치료 효과를 볼 수 있다.

여드름에 계지복령탕

사람은 누구나 싱싱하고 깨끗한 피부를 원한다. 하지만 청춘기의 한창 발육할 나이 때 피지가 많아 여드름이 나면 청소년들은 신경질도 많이 부리고 고민도 많이 하게 되는데, 이 경우 계지복령탕이 좋다.

■재료

계지, 백복령, 백작약, 목단피, 도인 각 8g

■만드는 법

계지, 백복령, 백작약, 목단피, 도인 각 8g에 큰 대접으로 물을 붓고 반으로 줄 때까지 달인다.

■복용법

하루 3번 식후에 복용. 1개월 정도 복용.

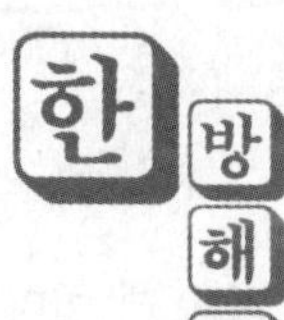

요즘 젊은이들이 여드름 때문에 병원을 찾거나 고민하는 경우가 많다. 여드름은 모낭에서 피지 분비가 많아 세균에 감염되면 얼굴, 가슴 등에 발갛게 돋아나거나 몽포를 형성하게 된 것이다. 이러한 경우 한방에서는 면포증이라 하며, 호르몬의 분비 등이나 위장 장애, 간장의 기능 저하 등 내과적 원인을 중요시하여 계지복령환, 가미소요산 등을 임상에 활용하고 있다. 계지복령환은 체내의 혈액 대사를 촉진하고 간장의 기능을 보해 주는 작용을 하므로 여드름 치료에 많은 도움이 된다. 하지만 증상이 심한 경우는 전문가의 정확한 진단을 받은 후 복용하는 것이 좋다.

주름살 제거에 밤 속껍질

항상 건강하고 아름다운 피부를 유지하고 싶은 것은 나이에 관계 없이 모든 여성의 희망 사항이다. 나이가 들면서 하나 둘씩 늘어나는 주름살은 자칫 우울증의 시초가 되기도 하는데 한방요법으로 탄력 있는 피부를 되찾을 수 있다. 밤 속껍질에 여러 가지 재료를 섞은 후 얼굴에 바르면 효과가 있다.

■**재료**
밤 속껍질 분말 2스푼, 도라지 분말 1스푼, 마 분말 1스푼, 계란 1개

■**만드는 법**
계란 흰자위에 밤 속껍질 분말 2스푼, 도라지 분말 1스푼, 마 분말 1스푼을 넣고 잘 섞는다.

■**사용법**
취침 전 세안 후에 얼굴에 바르고 재료가 마르기 전에 떼어낸다.
주 2회 3개월 정도 실시한다.

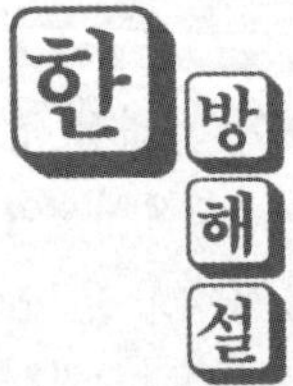

율피, 즉 밤 속껍질은 노인들의 주름을 펴는 데 좋다고 동의보감에는 기록하고 있다. 여기에 피부 영양을 공급하는 산약과 약간의 살균 효과가 있는 길경(도라지)을 합쳐 바르면 좋은 보합 효과를 나타낼 것이다.

화장독이 올랐을 때 복분자

　화장품을 잘못 선택하여 부작용이 생기면 큰 고민거리가 아닐 수 없다. 이때 복분자 등을 끓인 물로 얼굴에 자주 바르거나 세안을 하면 화장독이 가라앉는다.

■ 재료
　녹두 반 컵, 현삼 40g, 복분자 40g

■ 만드는 법
　녹두 반 컵, 현삼 40g, 복분자 40g을 넣고 물을 넉넉히 부어 30~40분 가량 끓인다.

■ 사용법
　끓인 물을 얼굴에 자주 바르거나 씻어 준다.

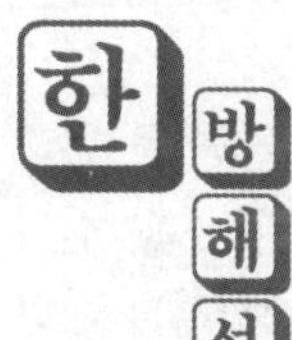

화장독은 일종의 트러블로서 일단 이 증세가 나타나면 화장을 안 하는 것이 좋다. 복분자는 안색을 곱게 한다고 동의보감에 기록되어 있으며 현삼은 제독작용을 하므로 피부를 안정시키는 데 도움이 될 것이다.

꽃가루 알레르기에 금은화 · 검은콩

나무나 잡초 등의 꽃가루는 두드러기, 알레르기성 비염, 아토피성 피부염 같은 알레르기 증세를 일으킨다. 그러므로 꽃가루에 예민한 반응을 보이는 사람은 꽃가루 방출 기간 동안 이런 식물과의 접촉을 피하도록 한다.

■ 재료
금은화 8g, 검은콩 40g, 선퇴 4g

■ 만드는 법
금은화 8g, 검은콩 40g, 선퇴 4g 등의 재료를 넣고 물을 충분히 부어 검은콩이 퍼질 때까지 달인다.

■ 복용법
하루 두 번 7일~10일간 복용.

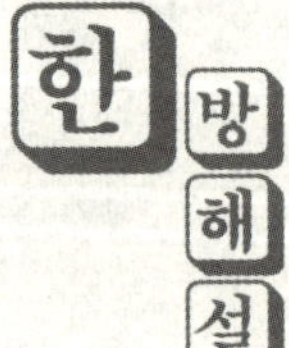

과민성 체질인 사람은 꽃가루로 인한 소양증 등 알레르기 증세를 보이기 쉽다. 이때 검은콩, 금은화, 선퇴를 달여 복용하면 과민성 체질을 점차 개선시켜 예민한 반응을 무디게 한다.

피부소양증에 개구리밥

날씨가 추운 겨울이 되면 피부가 건조해진다. 특히 아침, 저녁으로 목욕을 자주 하는 사람들은 피부가 건조해져서 가렵고 혈중에 열이 생겨 피부소양증이 생기게 된다.

■재료
  개구리밥(부평초) 8g, 도꼬마리열매(창이자) 8g, 대싸리열매(지부자) 8g

■만드는 법
  개구리밥, 도꼬마리열매, 대싸리열매 각각 8g씩에 물 1ℓ를 붓고 30~40분 정도 달인다.

■사용법
  목욕하기 알맞은 온도로 식혀서 몸에 바른다. 1개월 정도 사용.

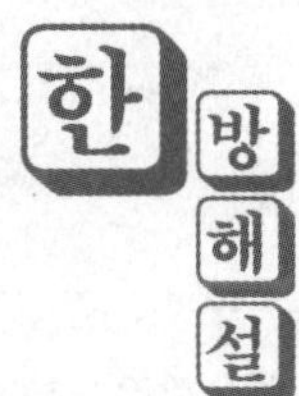

춥고 건조한 날씨가 되면 우리 인체를 싸고 있는 피부는 상당히 민감한 반응을 보이기 쉽다. 일반적으로 이럴 때 나타날 수 있는 피부질환으로는 가장 흔한 것이 건성 피부염에 의한 피부소양증, 즉 피부가 가려운 증상 등이 수반될 수 있다. 이때 사용되는 약재 중에 개구리밥은 부평초라 해서 인체내에 형성되는 피로 독소라든가 혈중의 독성을 소변과 땀을 통해 배설해 주는 작용을 함으로써 피부에 좋지 않은 자극성 물질을 사전에 제거시켜 주는 약재이다. 도꼬마리는 창이자라 해서 이러한 약재들이 피부에 원활히 도달하게끔 하는 작용을 한다. 대싸리는 지부자라 해서 청열, 이뇨시켜 주는 작용을 하므로 피부에서 형성될 수 있는 한열의 온도 차이를 적절하게 조절해 주는 약재이다.

입술이 부르텄을 때 돼지비계

바람이 부는 건조한 날에는 입술이 트기 쉽다. 사람에 따라서는 특히 입술이 자주 부르트는 사람을 종종 보게 된다. 이처럼 입술이 자주 부르트면 아픈 것도 아픈 것이려니와 외관상으로도 별로 보기 좋지는 않다. 과로를 해서 몸이 피곤하면 쉽게 이런 증상이 나타나는데 이때 돼지비계를 바르면 좋다.

■재료

돼지비계, 꿀, 복숭아씨(도인)

■만드는 법

1. 돼지비계 기름을 낸다.
2. 복숭아씨를 찧은 다음 꿀, 돼지기름에 갠다.

■사용법

자기 전에 바른다. 2~3일 정도.

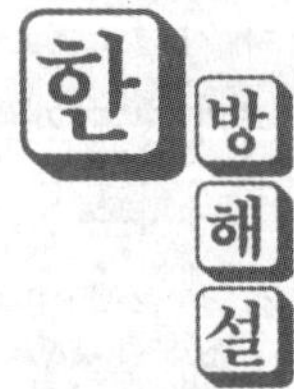

입술이 부르트는 증상을 동양 의학에서는 구순건조증이라 한다. 이 증상은 일반적으로 인체 내의 오장육부의 기능이 항진되어 열적인 변화가 나타날 때 올 수 있다. 일반적인 원인으로는 몸의 상태가 상당히 피로해져 있다든가 과로한 상태에서 인체내에 화가 형성되어 위로 상창됨으로써 입술이 마르고 부르튼다고 볼 수 있다. 이를 치료하는 민간요법으로는 여러 방법이 있으나 잘 알려진 방법으로 복숭아씨와 돼지기름을 적절히 배합해서 입술에 바르는 방법이 있다.

두드러기에 탱자

　두드러기는 피부 질환 가운데 가장 흔한 것 중의 하나로서 사철내내 볼 수 있는데 고등어, 가다랭이, 우유 등을 특수한 체질의 사람이 먹었을 경우 나타나기 쉽다. 항히스타민제는 일시적으로 증상을 없애 주는 역할을 하는데 한방처방으로 체질을 개선하는 편이 보다 근본적인 치료가 될 수 있다.

■ 재료
　탱자 8g, 포공영 4g, 금은화 4g

■ 만드는 법
　탱자 8g, 포공영 4g, 금은화 4g을 넣고 물을 충분히 부어 10분 정도 끓인다.

■ 복용법
　3~4일 정도 하루 두 번씩 복용.

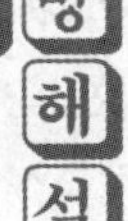

　두드러기는 식중독, 먼지나 꽃가루 알레르기, 화학섬유의 부작용, 약물중독 등 여러 가지 원인으로 발생하는데, 포공영, 탱자 등은 소염·해독 작용이 있어 가려움과 두드러기를 가라앉히는 데 도움이 된다. 그러나 두드러기가 자주 발생할 경우는 전문의와 상담, 원인을 정확하게 밝혀 적절한 치료를 하도록 해야 한다.

기미에 한방 마사지

여성이라면 누구나 깨끗한 피부를 소망할 것이다. 요즘은 기미를 없애기 위한 여러 가지 화장품들도 시판되고 있지만 근본적인 완전한 치유는 힘들다고 한다. 여기서 한방 마사지를 이용해 기미를 없애는 방법을 소개한다.

■ **재료**

속수자 2스푼, 반하 2스푼, 토사자 1스푼, 쑥 1스푼, 치자 1스푼, 계란 1개

■ **만드는 법**

속수자 2스푼, 반하 2스푼, 토사자 1스푼, 쑥 1스푼, 치자 1스푼에 거품낸 계란 흰자 1개를 섞는다.

■ **사용법**

1~2일에 한 번씩 환부에 바르고 마사지한다.

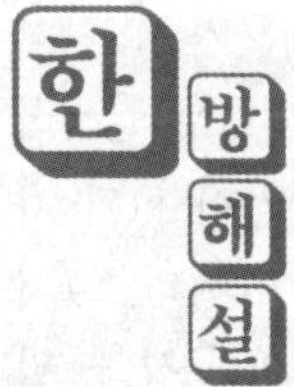

위의 재료들은 모두 보강제로 간장을 보호함으로써 피부 미용에 상당히 좋은 효과를 볼 수 있다. 그 중에서도 쑥은 기미에 무척 좋다. 또한 치자는 손상된 피부를 되살려 주기도 한다. 반하는 보강제로서 기미에 아주 좋으나 여기에는 약간의 독소가 있어 피부가 약한 사람은 1차 시험을 해 보고 사용하는 것이 바람직하다.

화상에 장군풀뿌리

　주부들이 주방에서 일을 하다 보면 뜨거운 김에 쏘인다든지 해서 가벼운 화상을 입는 경우가 있게 된다. 이런 경우 피부가 빨갛게 부어오르면서 화끈거리고 아파오는데 장군풀뿌리를 이용해서 치료에 도움을 줄 수 있다.

■ 재료
소주, 대황(장군풀뿌리) 20g

■ 만드는 법
1. 대황 20g을 볶아서 곱게 가루를 낸다.
2. 대황 가루에 소주를 넣어 갠다.

■ 사용법
1~2주일 정도 아침·저녁으로 환부에 바른다.

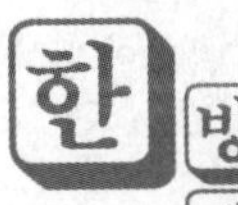
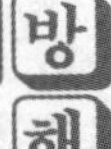
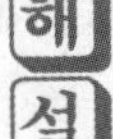

주부들이 주방에서 일을 하다가 뜨거운 물을 쏟았다든지 약간의 화상을 입는 경우가 있다. 이런 부분적인 화상에 한방에서는 장군풀뿌리, 즉 대황을 사용하는 경우가 있다. 이 대황은 화독을 없애 주고 아픈 부위를 빨리 수렴시켜서 회복시키는 역할을 한다. 소주 역시 화독을 없애 주고 발한하는 역할을 하기 때문에 대황과 함께 사용하면 좋은 효과가 있다.

동상에 전복껍질

겨울철에 찬바람을 오래 쐬다 보면 동상에 걸리기 쉽다. 손이나 발, 얼굴 등에 동상이 걸리면 혈액 순환이 잘 되지 않아 그 부위가 차갑고 가렵게 된다. 이러한 경우에는 너무 갑자기 그 부위를 뜨겁게 해서는 안 되고 서서히 따뜻하게 해 주면서 마사지를 하는 것이 좋다.

■ 재료
전복껍질(석결명) 20g, 참기름

■ 만드는 법
1. 전복껍질을 뜨겁게 달구어 빻는다.
2. 전복껍질 가루에 참기름을 넣어서 갠다.

■ 사용법
아침 · 저녁으로 2주일 이상 환부에 바른다.

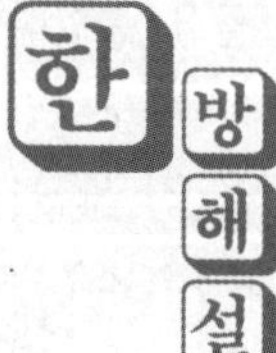

예로부터 부분적인 동상 초기에는 많은 민간약들이 전해지고 있다. 콩을 사용한다든지 심지어 마늘을 찧어 환부에 붙이기도 한다. 석결명, 즉 전복껍질은 간장 기능을 돕고 혈액 순환을 원활히 해 준다. 이것을 찧어서 환부에 붙이면 그 자체의 혈액 순환을 원활히 해 주고 기능을 회복시키는 역할을 하게 된다. 참기름 또한 딱딱한 부위를 부드럽게 해 주는 역할을 하기 때문에 부분적으로 꾸준히 사용하면 좋은 결과가 나타난다.

손발에 땀이 많이 날 때 백복령황금탕

사람의 몸은 땀이 적당히 나야 온도 유지가 된다. 땀이 너무 많이 나도 좋지 않고 반대로 너무 흘리지 않아도 몸에 해롭다. 땀이 너무 많이 흐르면 축축하기 때문에 기분이 상쾌하지 못할 것이다.

■재료

황금 4g, 황련 4g, 황백 4g, 반하 6g, 백복령 8g, 생강 3쪽

■만드는 법

황금 4g, 황련 4g, 황백 4g, 반하 6g, 백복령 8g, 생강 3쪽에 물 1ℓ를 붓고 30~40분 정도 달인다.

■복용법

하루에 2~3번 복용, 2~3개월 장복.

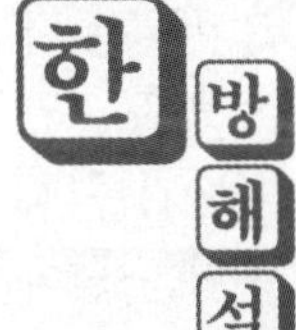

평소 우리는 체온 조절을 위해 하루에 700cc 정도의 땀을 흘린다. 그러나 흥분하거나 긴장을 하면 본인도 모르게 땀을 많이 흘리게 된다. 이것은 위장이 약해 영양이 결핍되어 양기 부족으로 나타나는 증상이다. 황금, 황련, 반하는 위나 피부의 열을 식혀 주는 작용을 하고 백복령은 위나 폐의 강장제 역할을 한다. 이러한 약재들을 사용하면 손, 발에 땀흐르는 데 많은 효험을 보게 된다.

낭습에 피문어탕

땀을 흘릴 때, 특히 하체에 땀을 많이 흘려서 고생을 할 경우 피문어를 삶아 복용하면 좋은 효과가 있다고 한다. 한편 봄철 입맛이 없을 때에도 좋다.

■ **재료**

피문어 1/2마리, 마늘 5개, 황기 10g, 부추, 소금 약간

■ **만드는 법**

피문어 1/2마리, 마늘 5개, 황기 10g, 부추에 물 한 대접을 붓고 소금을 약간 친 후 끓인다.

■ **복용법**

하루에 아침·저녁으로 2번, 1주일에 2마리, 1개월 정도 복용.

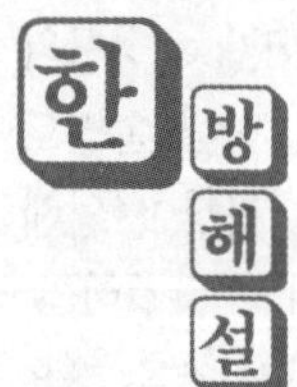

낭습이란 음낭 아래가 습한 것으로 심하면 피부가 가렵고 짓무르는 현상을 말한다. 낭습의 원인으로는 인체의 정열이 부족하거나 외부로부터 풍한 습기가 침범하여 발생한다. 민간에서는 황기와 피문어를 달여서 낭습증에 사용하여 왔다. 부추는 채소 중에서 가장 따뜻한 것으로 허리와 무릎을 따뜻하게 해 주며 피를 맑게 해 준다. 또한 생강, 마늘 등도 성질이 덥고 매워서 풍한 습기가 원인이 되는 낭습증에 효과가 있다. 그러나 그 외 다른 원인으로 인한 낭습증에는 맞지 않는다.

건선 피부염에 비상

건선은 마른버짐이라고도 하는데, 전 세계 인구의 0.25~2.00%에서 발생하는 흔한 피부과 질환이다. 이 병이 만성화되면 본인에게 정신적 고통이 커지므로 본인은 물론 가족들의 꾸준한 협력이 필요하다.

■ 재료
사상자 150g, 금은화 150g, 두꺼비·족제비 말린 것 150g, 백반 150g, 창이자 150g, 신석(비상) 200g, 사향 150g, 찹쌀밥

■ 만드는 법
1. 도기에 사상자 150g, 금은화 150g, 두꺼비와 족제비 말린 것 150g, 백반 150g, 창이자 150g, 신석 200g을 넣는다.
2. 화덕에 도기를 넣고 뽕나무와 숯을 이용해 4일간 굽는다.
3. 4일 후 재료를 꺼내 사향 150g을 첨가하고 찹쌀밥으로 은단알만하게 환을 빚는다.

■ 복용법
7~8알씩 하루 두 번 복용.

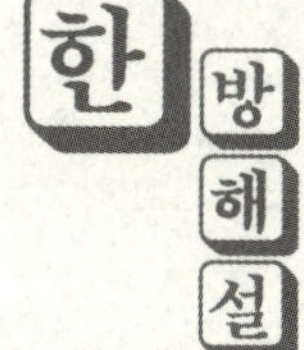

건선피부염은 백선균이 원인이 되는데 활혈, 해독, 소정하는 금은화, 창이자, 백반이 좋은 효과를 거둘 수 있다. 단 신석은 유독성이 강하므로 사용 전 전문의에게 상담하는 것이 좋다.

주부습진에 오배자

많은 집안일을 하루라도 거를 수 없는 주부들의 손은 고달프기만 하다. 습진은 만성화되면 좀처럼 고치기 어려운 난치에 속하므로 오배자 같은 처방을 끈기있게 써보도록 한다.

■재료

오배자 40g, 애엽 40g, 백반 10g

■만드는 법

오배자 40g, 애엽 40g, 백반 10g을 넣고 물을 두 대접 정도 부은 다음 충분히 달여낸다.

■사용법

끓인 물이 미지근할 때 손을 담그고 5분 정도 있는다.

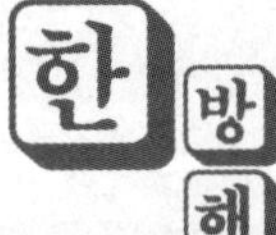

오배자는 풍독이나 사기로 인한 소양증, 부스럼 등에 좋다고 하여 예로부터 각종 피부병에 쓰여온 약재이다. 애엽과 백반은 수렴작용과 더불어 피부 표면에 박테리아가 서식하는 것을 막아 주는 역할을 한다.

비듬에 창포

비누가 없던 옛날에는 창포나 녹두 등을 사용해서 머리를 감았다고 한다. 하지만 세제가 발달한 요즘에 오히려 극성을 부리는 것이 바로 비듬이다. 비듬은 남성에게도 고민거리이지만 깔끔한 여성들에게는 더욱 큰 고민거리이다.

■ 재료
창포 10g, 마른 가지 50g

■ 만드는 법
창포 10g, 마른 가지 50g에 물을 충분히 붓고 20분 정도 끓인다.

■ 사용법
물을 식혀서 마지막에 이 물로 헹구어 준다.

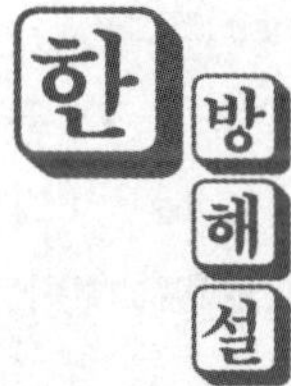

창포는 옛날부터 머리에 좋은 인연이 있어서 모공이나 모낭에 좋은 효과가 있는 것으로 알려져 있기 때문에 오래 머리를 감는다든지 두피에 발라 주게 되면 마사지 효과도 있고 모근을 튼튼하게 해 준다.

비듬 · 가려움증에 만형자산

머리를 감고 나면 비듬이 일어나고 가려운 경우가 있다. 특히 검은 옷을 입었을 경우 비듬이 떨어지면 보기에도 좋지 않고 외출시에도 신경이 많이 쓰일 것이다.

■재료

만형자 15g, 방풍 6g, 상기생 6g, 백지 6g, 천초 4g

■만드는 법

만형자 15g, 방풍 6g, 상기생 6g, 백지 6g, 천초 4g에 큰 대접으로 다섯 대접의 물을 붓고 반으로 줄 때까지 달인다.

■사용법

하루에 1번씩 자기 전에 머리를 감는다.
15일~1개월 정도 사용.

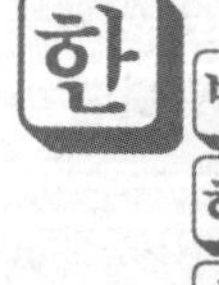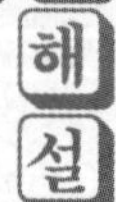

평소에 머리를 자주 감지 않는다든지, 학생들이 공부를 많이 한다든지, 신경쇠약이 오래 지속되는 경우, 머리에 혈액 순환이 원활치 못해 비듬이 생기는 수가 있다. 이럴 때 만형자와 방풍은 혈액 순환을 원활히 해 주고 해독하는 효능이 있다. 상기생도 혈액 순환을 원활히 해 주고 파괴된 조직을 회복시켜 주는 작용이 있다. 백지는 가려움증을 진정시켜 주는 역할을 하게 되고 천초는 해충을 없애 주고 해독하는 작용이 있어 꾸준히 사용하면 비듬, 가려움증에 효과가 있다.

다래끼에 물푸레나무

눈다래끼가 생기면 자기 자신이 괴로운 것은 말할 것도 없고 남 보기에도 상당히 불결하게 보인다. 일반적으로 다래끼는 한 번 난 경험이 있는 사람에게 자주 발생하므로 그 원인을 알아내어 재발하지 않도록 한다.

■ 재료
물푸레나무 10g, 대황 4g, 감초 4g

■ 만드는 법
물푸레나무 10g, 대황 4g, 감초 4g을 넣고 물을 한 대접 넉넉히 부어 반으로 줄 때까지 충분히 달인다.

■ 복용법
아침·저녁으로 한 잔씩 복용.

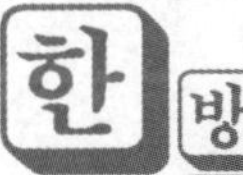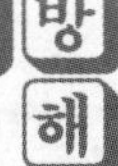

물푸레나무가 눈다래끼에 좋다는 것은 동의보감을 비롯, 역대의 많은 본초서에도 나와 있다. 염증을 가라앉히는 대황과 함께 쓰면 영구적으로 눈다래끼를 근치시킬 수 있다.

외치질에 볏짚재

외치질은 오랜 시간 앉아 있거나 분만 후 산모에게 올 수 있다고 한다. 변비가 되지 않도록 조심해야 하고 아울러 적당한 운동과 청결, 식이요법이 필요하다. 산사의 스님들은 좌선을 오래 하기 때문에 치질이 생기기 쉬워서 볏짚의 재를 이용해서 좌욕을 하는 방법을 쓰고 있다고 한다.

■ 재료
볏짚, 소금

■ 만드는 법
1. 볏짚을 태운 재에 소금을 넣는다. 이때 재와 소금의 비율은 2:1로 한다.
2. 여기에 물을 2되 정도 붓고 소금이 녹을 때까지 따뜻하게 데운다.

■ 사용법
배변 후에 10분씩 1주일 정도 좌욕.

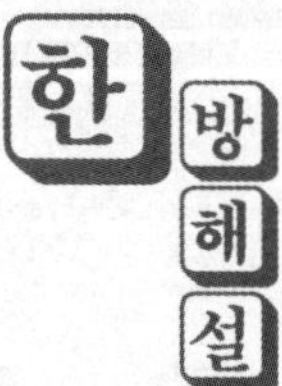

치질은 항문 부위에 혈액 순환이 잘 되지 않기 때문에 생기는 것이다. 볏짚에는 양장물 성분이 있어 종기를 치료해 주고 소염작용도 있다. 소금은 성분이 따뜻해서 치질 부위의 혈액 순환을 돕고 아울러 종기를 치료해 준다.

머리 염색의 부작용에 밤껍질

　요즘 머리카락을 염색하여 멋을 내는 여성들이 늘고 있는데, 모발 손상, 두피 및 피부 알레르기를 일으키는 등 그 부작용이 심각하다고 한다. 이때 한방두피보호제로 밤껍질 삶은 물로 머리 감을 때마다 마지막에 헹궈 주면 부작용을 완화시킬 수 있다.

■ **재료**

　밤껍질 반 되, 자소엽 10g, 갈근 10g

■ **만드는 법**

　1. 매끈매끈한 밤껍질 반 되와 자소엽 10g, 갈근 10g에 두 대접의 물을 부어 2/3 정도로 줄 때까지 달인다.
　2. 식힌 후 머리를 반복해서 헹군다.

■ **사용법**

　샴푸 후 밤껍질 삶은 물로 머리를 헹군다.

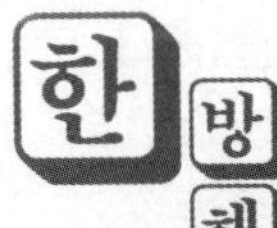

파마나 머리 염색 등으로 손상된 모발과 두피에 단백질 파괴로부터 보호해 주는 성분을 함유한 밤껍질을 영양제로 쓰면 건강한 모발을 되찾을 수 있을 것이다. 또, 염색 전에 미리 사용해 두면 부작용을 예방할 수 있다.

탈모증에 검은깨

머리카락이 적당히 빠지는 것은 정상이지만 머리를 빗기만 하는데도 한 움큼씩 빠진다면 고민이 아닐 수 없다. 이때 검은깨와 뽕나무잎을 이용하여 꾸준히 치료하면 좋은 효과를 볼 수 있다.

■ **재료**
검은깨, 뽕나무잎

■ **만드는 법**
검은깨를 볶은 뒤 뽕나무잎을 넣고 달여낸다.

■ **사용법**
매일 한두 차례씩 머리에 바른다.

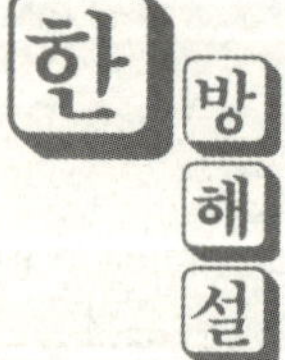

검은깨에는 머리털의 발육에 필요한 영양분인 단백질이 풍부하게 들어 있어 탈모증에 효과가 있다. 특히 이 처방은 젊은 사람의 새치도 없애 줄 수 있다. 검은깨는 볶은 뒤 매일 식사 전 큰 숟가락으로 하나씩 먹어도 좋다.

탈모증에 하수오황백탕

요즘 공해가 심하다 보니 탈모증으로 고민하는 사람들을 주위에서 많이 볼 수 있다. 특히 여자들에게 이 탈모 현상은 큰 걱정거리가 아닐 수 없는데, 하수오황백탕이 효과가 있다.

■ 재료
하수오 10g, 숙지황 10g, 지모 2g, 황백 2g

■ 만드는 법
하수오 10g, 숙지황 10g, 지모 2g, 황백 2g에 큰 대접으로 물을 한 대접 붓고 반으로 줄 때까지 중불로 달인다.

■ 복용법
하루에 식후 2번, 2개월 이상 장복.

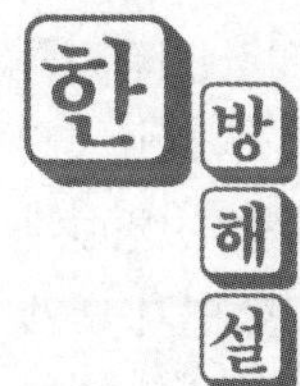

탈모증에 사용되는 약재는 상당히 많지만 여기서 소개되는 하수오라는 약재는 예로부터 병으로 생긴 백발을 검게 만들어 준다 해서 머리 '수(首)'자와 까마귀 '오(烏)'자, 하수오라 표현한다. 하수오는 일반적으로 간장과 신장의 기능을 튼튼히 해 주고 또한 근골을 튼튼하게 해 주면서 탈모증을 예방하고 치료해 준다. 숙지황은 보혈자양강장제로서 인체의 부족한 진액을 보충시켜 주는 작용을 하고 또 황백과 지모는 인체의 진액 부족으로 인해서 나타나는 필요 없는 허혈 발생을 억제하는 작용을 한다. 이러한 4가지 약재는 전반적으로 피부와 모근에 영양을 공급함으로써 탈모증을 예방, 치료해 준다.

흰머리 예방에 하수오

나이가 들면서 흰머리가 하나, 둘 생기기 시작하면 여간 신경쓰이는 것이 아니다. 흰머리 예방에 효험이 있는 한방약재를 소개한다.

■**재료**

하수오 10g, 석창포 10g, 인삼 3~4뿌리, 계란 1개

■**만드는 법**

1. 하수오 10g, 인삼 3~4뿌리, 석창포 10g에 물을 두 대접 정도 부어 달인다.
2. 계란 노른자위에 달인 물을 조금씩 부어 반죽한다.

■**사용법**

솜이나 붓에 조금씩 묻혀 자기 전에 머리에 바른다.

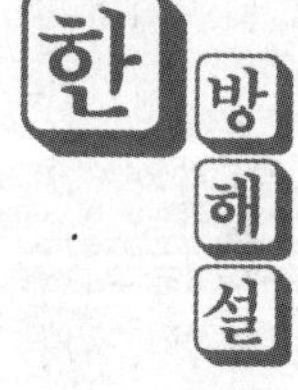

하수오의 어원은 옛날 하씨 성을 가진 이가 머리카락을 까마귀처럼 까맣게 만들었다는 데서 유래된 것으로, 예로부터 머리 염색에 쓰여 온 약재이다. 인삼과 석창포는 모근에 영양과 윤기를 제공하며 여기에 계란 노른자위는 약효를 오래 머물게 하는 효과를 지니므로 흰머리의 예방과 개선에 더없이 좋은 처방이라 하겠다.

무좀에 쇠비름

무좀만큼 많은 환자를 거느린 질병도 없다고 할 만큼 무좀은 흔한 질병이다. 무좀을 치료하는 많은 민간요법이 있으나 그 중 쇠비름을 이용하면 탁월한 효과를 얻을 수 있다고 한다.

■ 재료
쇠비름 30g, 치자 10g

■ 만드는 법
쇠비름 30g, 치자 10g을 넣고 물을 충분히 부어 30분 정도 달인다.

■ 사용법
자기 전에 10~20분 정도 쇠비름과 치자 달인 물에 발을 담근다.

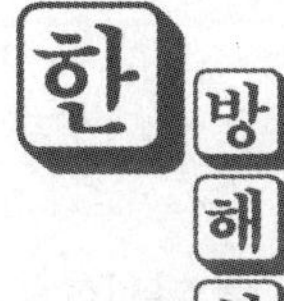

쇠비름은 모양이 말의 이빨과 닮았다고 해서 한방용어로 마치현이라고 하는데 진균으로 인해 발이 짓무르고 가려울 때 살균효과가 있어 증상을 가라앉힌다. 여기에 치자를 가하면 빠른 효과를 볼 수 있을 것이다. 꾸준한 치료가 무엇보다 중요하다.

원형탈모증에 고삼 · 난황유

어느날 갑자기 머리카락이 빠지기 시작하면 여간 속상한 것이 아니다. 대부분이 유전에 의한 것이나 스트레스나 건강상태와도 관련이 깊다고 한다. 이 원형탈모증에는 계란에서 추출해낸 기름이 특효약이라고 한다.

■ 재료
고삼 30g, 계란 20~30개

■ 만드는 법
1. 고삼 30g을 5분 정도 볶아서 분말로 만든다.
2. 계란 노른자위 20~30개를 프라이팬에서 태워 기름을 낸 후 기름과 고삼 분말을 개어 머리에 바른다.

■ 사용법
1일 1회, 취침 전에 약 10일 정도 바른다.

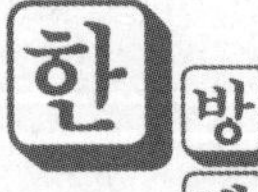
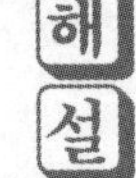

원형탈모증은 갑자기 머리카락이 원형 또는 타원형으로 빠지는 것을 말하는데 그 원인이 스트레스와 세균에 의한 것으로 밝혀져 있다. 고삼은 마틴이란 성분이 있어 혈행을 돕고, 억균작용을 하므로 난유와 같이 치료제로 쓰면 효과가 크다.

호흡기 질환

해기탕 ▣ 파뿌리 달인 물

계지탕 ▣ 귤피차 ▣ 백비탕 ▣ 죽엽차

꿀배 ▣ 마관탕 ▣ 표고버섯

목통산 ▣ 방풍 소라찜

위경탕 ▣ 갈근탕

보폐아교탕

하눌타리씨 ▣ 저근백피 · 오가피

가미감길탕

환절기 감기에 해기탕

누구나 일 년에 한두 번씩 감기에 걸리지 않는 사람은 없을 것이다. 특히 과로했거나 피곤할 때나 환절기에 감기가 많이 찾아오게 된다. 감기는 만병의 근원이라 하는데 감기를 대단치 않게 생각하면 이로 인한 합병증으로 기관지염이나 폐렴이 될 수 있다. 평소에 몸을 단련해서 감기에 걸리지 않도록 주의하는 것이 가장 좋은 방법이라 하겠다.

■재료

자소엽 4g, 인삼 4g, 계지 4g, 시호 2g, 감초 2g

■만드는 법

자소엽 4g, 인삼 4g, 계지 4g, 시호 2g, 감초 2g에 물 한 대접을 붓고 중간불로 30분 정도 달인다.

■복용법

하루 식후 2~3회 복용. 2~3일 정도 복용.

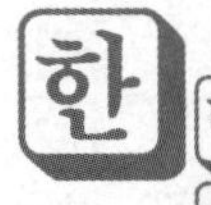
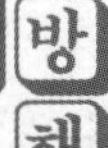
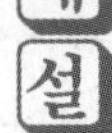

오한이 나고 두통이 생기고 열이 나면 체력이 소모되고 경우에 따라서는 콧물이 나고 코가 막히고 목이 잠기는 봄철 감기에 자소엽은 심폐 기능을 원활히 해 주고 진정시켜 주는 효능이 있다. 모든 병의 근원이 될 수 있는 봄철 감기는 낮과 밤의 기온 차이가 심할 때 특별히 주의해야 되겠고 만일 감기가 왔을 경우에는 무엇보다도 충분한 휴식이 필요하다.

환절기 감기에 파뿌리 달인 물

한겨울보다도 오히려 봄이 되면서 감기 환자들이 더 많이 발생한다고 한다. 이처럼 계절이 바뀌는 환절기에 감기가 유행하게 되는데 특히 봄, 가을에 많다고 한다. 환절기에는 감기에 걸리지 않도록 예방에 각별히 신경을 쓰는 것이 좋겠다.

■ 재료
파 3뿌리, 대추 3알, 밤 3알, 생강 1쪽

■ 만드는 법
파 3뿌리, 대추 3알, 밤 3알, 생강 1쪽에 물 두 대접을 붓고 반으로 줄 때까지 달인다.

■ 복용법
1일 1회 정도 복용.

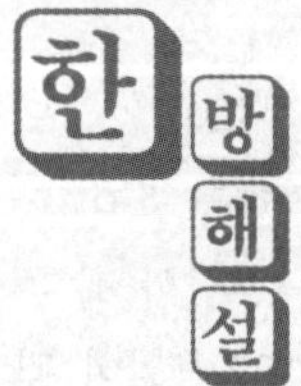

낮과 밤의 기온 차이가 큰 환절기에는 특별히 건강관리에 유의해야 한다. 동의보감에 소개되어 있는 총백, 즉 파는 그 성질이 온화하기 때문에 몸에 땀을 내게 하고 해소를 그치게 하며 발한을 치료하는 좋은 약재 중의 하나이다. 생강 또한 온화한 성질이 있어 담을 제거하고 해소를 멈추게 하며 기를 돕는 약재 중 하나이다. 여기에 밤과 대추를 가하게 되면 더욱 효과를 거둘 수 있는데 특히 알레르기성 비염에 좋다.

환절기 감기에 계지탕

계절이 바뀔 무렵에 체온 조절을 잘못하여 감기에 걸리는 수가 많은데 감기는 만병의 근원이라는 말이 있듯이 결코 얕잡아 봐선 안 된다. 감기에 신체 저항력을 길러 주는 한방처방으로 계지탕이 좋다.

■재료
작약 4g, 계지 4g, 생강 3~4쪽, 대추 3~4개

■만드는 법
작약 4g, 계지 4g, 생강 3~4쪽, 대추 3~4개 등의 재료에 물 한 대접을 붓고 10분 정도 끓인다.

■복용법
1일 2회 찻잔으로 복용.

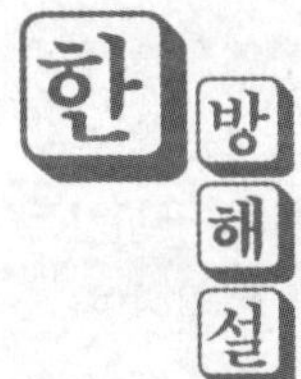

계지탕의 주약재인 작약에는 열을 내리고 동통을 완화하는 효능이 있으며 약성을 부드럽게 하고 해독작용을 하는 생강과 대추를 함께 쓰면 환절기 감기의 예방 및 처방에 확실한 효과가 있다.

감기에 귤피차

감기는 '만병의 근원' 이라고 할 만큼 여러 가지 중병의 원인이 되므로 세심한 주의를 기울여야 하는 질환이다. 비타민이 풍부한 귤피차로 세균 등의 병원체에 대한 저항력을 강화하여 감기를 퇴치시킬 수 있다.

■재료
귤껍질 10g, 생강·대추 약간씩

■만드는 법
1. 10g 정도의 귤껍질을 채썬다.
2. 위 재료에 생강·대추 약간씩을 넣고 물 두 대접을 부어 끓인다.

■복용법
하루 3번 식후 복용.

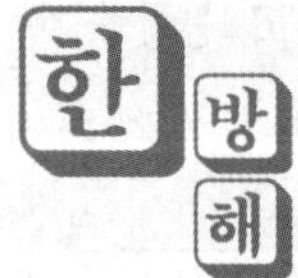

피로회복에 많이 사용되는 귤껍질을 한방에서는 진피라고 하는데 위를 보호하고, 체력을 보강하는 약재로 쓰인다. 몸을 덥히는 생강과 대추를 가미한 귤피차는 겨울철 감기나 일반적 피로에 큰 도움을 줄 것이다.

열감기에 백비탕

　겨울철이나 환절기에는 밤과 낮의 기온차 때문에 감기에 걸리기 쉽다. 이러한 감기는 때로는 높은 열과 온몸이 떨리는 오한을 동반한 독감, 나아가서는 폐렴 등으로까지 악화될 수 있다. 때문에 감기는 초기에 치료되어야 하는데, 제주지방에서는 이러한 초기 감기를 치료하는 데 뻥이죽이나 마농죽으로 불리는 전통죽의 효능이 신통한 것으로 알려져 있다.

■재료
　콩나물, 참기름, 실파, 물에 불린 쌀

■만드는 법
1. 냄비를 달군 후 참기름을 두른다.
2. 여기에 콩나물 머리를 딴 줄기 부분만 넣어 볶는다.
3. 볶은 콩나물에 물 3컵, 불린 쌀 반 컵을 넣어 죽을 끓인 후 파를 넣어 반 쯤 익을 때까지 끓인다.

■복용법
　아침·저녁으로 한 번씩 복용.

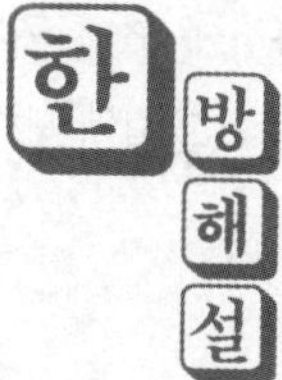

한방에서는 이 뻥이죽(마농죽)을 '백비탕'이라 하며, 그 효능도 상당한 것으로 알려져 있다. 그러나 이 백비탕은 반드시 두통, 오한, 발열 등을 수반한 초기 감기에만 유효하며, 만성 감기나 열이 없는 감기에는 큰 효과를 기대할 수 없다.

겨울철 감기에 죽엽차

차가운 공기가 활발히 움직이기 시작하면 감기로 고생하시는 분들이 많다고 한다. 감기에 들면 기침이 나고 관절마디가 저리며 목이 붓고 오한이 나기도 한다. 겨울철 감기에는 죽엽차가 좋다.

■재료
죽엽 4g, 검정콩 4g, 도라지 4g, 오미자 2g, 생강 3쪽

■만드는 법
죽엽 4g, 검정콩 4g, 도라지 4g, 오미자 2g, 생강 3쪽에 물 한 대접 반을 붓고 반으로 줄 때까지 달인다.

■복용법
하루 2~3회 식후 30분, 3~4일 복용.

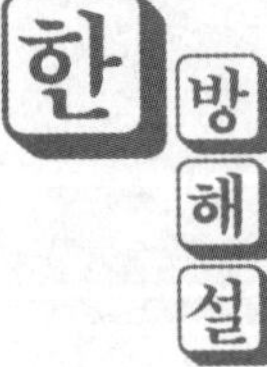

감기가 발생하면 목이 붓고 몸에 추위가 오며 두통이 생기고 기침을 하는 경우가 있다. 이럴 때 죽엽, 즉 대나무잎을 사용하면 좋은 결과를 기대할 수 있는데 죽엽은 해독시켜 주고 소갈시켜 주며 인후통을 없애 주는 작용이 있다. 도라지 역시 심폐기능을 도와 주는 작용이 있다. 여기에 생강과 오미자를 가하게 되면 좋은 효과가 나타난다. 특히 목을 많이 쓰는 직업에 많은 도움을 준다.

천식에 꿀배

공해시대를 살아가는 현대인에게는 기관지 이상이 생기기 쉬운데 한 번 걸리면 오랫동안 떠나지 않는 이 질환은 사람이 많이 모인 곳, 먼지가 많은 장소에 가지 않는 등의 생활요법과 담, 기침을 가라앉히는 한방요법을 병행하면 좋은 효과를 얻을 수 있다.

■ 재료
배 1개, 꿀 2스푼, 한지, 황토흙

■ 만드는 법
1. 배의 윗부분을 잘라 뚜껑을 만든 뒤 꿀이 들어갈 구멍을 파낸다.
2. 여기에 꿀을 2스푼 정도 넣어 배 뚜껑을 덮고 한지로 싼다.
3. 그 위에 황토흙을 2~3cm 두께로 바른 후 불에 2~3시간 굽는다.

■ 복용법
구워진 꿀배의 속을 아침 저녁 공복시 2번 복용.

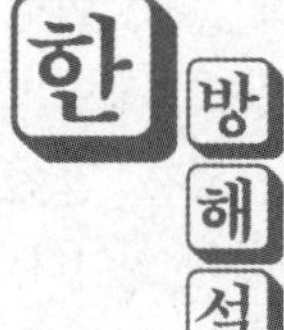

배는 청혈·거담·이뇨 작용을 하는 과일로서 오래된 기관지염, 천식에 좋은 효과를 발휘한다. 구워진 꿀배의 속을 아침, 저녁 공복시 두 차례 복용하면 차츰 차도가 있을 것이다.

기관지 천식에 마관탕

특히 환절기에는 기관지 천식으로 고생하는 분들이 많다. 기침도 많이 하고 쌕쌕거리는 소리가 날 정도로 가래가 끓으며 식욕부진이나 두통 등으로 고생을 한다고 한다.

■ **재료**
마황·관동화·행인·감초·생강 각 5g

■ **만드는 법**
마황·관동화·행인·감초·생강 각 5g에 500cc의 물을 붓고 중불에서 30분간 달인다.

■ **복용법**
하루 2~3번 공복에 복용.
3일~1주일 정도 복용.

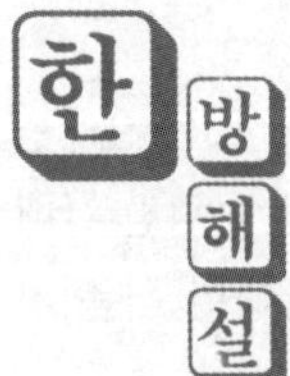

기관지 천식은 주로 외감사기에 의하여 폐기가 막혀서 생긴다고 볼 수 있으나 요즘은 환경적 공해요인도 크게 작용한다고 볼 수 있다. 마황, 관동화, 행인은 거담·정천·지수·지해 작용이 있으며, 생강, 감초는 보태·윤태의 보조작용으로 효과가 좋은 약이다. 그러나 마황의 에페드린은 혈압을 상승시키고 땀을 많이 나게 하기 때문에 고혈압과 다한자, 기가 허약한 사람은 전문 한의사와 상의해 쓰는 것이 좋다.

숨이 찰 때 표고버섯

특별한 질환이 있는 것도 아닌데 숨이 차서 장거리 달리기나 등산을 못하는 사람이 있다. 그런 체질의 사람에게는 표고버섯을 이용한 처방이 좋다.

■ **재료**
표고버섯 30g, 연교 10g, 탱자 10g, 갈근 20g

■ **만드는 법**
1. 표고버섯 30g을 알맞은 크기로 자른다.
2. 표고버섯에 연교 10g, 탱자 10g, 갈근 20g을 넣고 물을 충분히 부어 20분 정도 달인다.

■ **복용법**
하루 두 번 한 잔씩 2주간 복용.

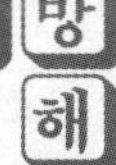

숨이 차고 기운이 없을 때 집에서 효율적으로 활용할 수 있는 것이 표고버섯인데 여기에 탱자, 갈근 등을 함께 복용하면 심장을 튼튼히 하는 데 큰 도움이 될 것이다.

숨이 찰 때 목통산

사람이 계단을 오르게 되면 숨이 차는 것은 지극히 당연한 일이다. 그러나 유난히 숨이 차고 가슴이 답답해지고 현기증이 온다고 하면 이것은 심상치 않은 병이라고 볼 수 있다. 숨이 많이 차는 사람들은 계단도 오르지 못하고 뛰는 데도 많은 무리가 온다. 특히 이런 경우는 기가 약한 사람들한테 많이 오고 기관지나 폐에 불순물이 고여서 숨이 차는 경우도 있다고 한다.

■ 재료
목통 · 행인 · 자소엽 · 시호 · 진피 · 오미자 각 3.5g

■ 만드는 법
목통 · 행인 · 자소엽 · 시호 · 진피 · 오미자 각 3.5g에 물 1ℓ를 붓고 반으로 줄 때까지 달인다.

■ 복용법
따뜻하게 해서 하루에 수시로 복용.
15일~1개월 정도 복용.

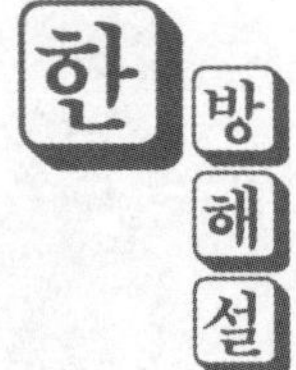

목통은 이수작용을 하기 때문에 기관지와 폐에 있는 불순물과 담을 제거해 주는 약효가 있다. 가슴이 답답하고 번열이 나고 숨이 찬 데 많은 도움을 주고 특히 진피는 기관지 질환에 사용하는데 여기서는 이 증세로 인해 식욕이 떨어지고 피로할 때 회복시켜 주는 역할을 한다.

가래가 끓을 때 방풍 소라찜

소라의 속살은 눈이 밝아지는 데 좋고 또한 껍질은 가루를 내어 먹으면 가래 삭히는 데 좋으며 방풍은 해열에 좋고, 길경 또한 가래 삭히는 데 좋다고 한다.

■ 재료

소라 3개, 방풍 15g, 길경 15g

■ 만드는 법

소라 3개, 방풍 15g, 길경 15g에 물 한 대접을 붓고 30~40분 정도 달인다.

■ 복용법

하루에 2번 아침·저녁으로 식후에 1컵씩 복용.
3~4일 복용.

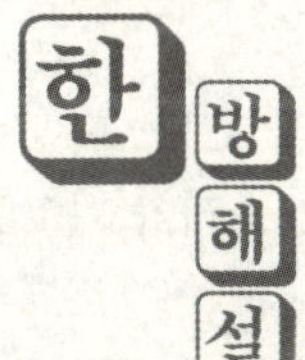

도라지(길경)는 거담과 기침을 멈추게 하는 작용이 있다. 방풍은 중풍, 신경통, 통풍에도 응용되나 기침을 멈추게 하고 가래를 제거시키는 효능도 있다. 소라는 기관지를 보호하는 효능이 있다.

가래가 많을 때 위경탕

서울의 공기가 너무 많이 오염되어 아침에 운동을 하는 것이 오히려 건강에 도움을 주지 못한다는 애기도 있다. 공기가 오염되다 보니 자연히 기관지, 폐 등이 약해져서 가래가 생겨 고생하는 사람들이 많아졌다. 특히 기관지가 약하거나 평소 사람들과 대화를 많이 나눠야 하는 경우 가래가 많이 생기게 된다.

■재료

노근 20g, 율무쌀·도인·동과자 각 12g씩

■만드는 법

노근 20g, 율무쌀·도인·동과자 각 12g씩에 1ℓ 물을 붓고 중간불로 20~30분 정도 달인다.

■복용법

하루 3번 식간에 복용. 15일~1개월 복용.

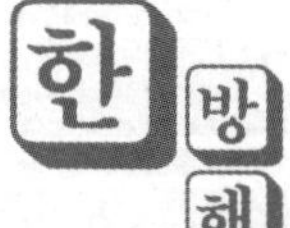

열이 성하면 가래라고 하는 담이 성하게 된다. 이때 목에서는 숨찬 소리가 나면서 가래 끓는 소리가 나고 천식 기운이 난다. 그리고 가슴에선 열이 달아오르고 조이는 것 같으면서 목 안에 생긴 가래를 뱉으려 하면 잘 나오지 않고 또 입술과 목이 마른다. 이럴 경우에 이 약재를 쓸 수 있다.

황사로 인한 호흡기 질환에 갈근탕

봄철에 생기기 쉬운 각종 호흡기 질환의 주범인 황사현상은 그 대책이 없어 대부분의 사람들이 그대로 황사에 노출되고 만다. 그러나 우리의 선조는 이에 대한 대책도 조목조목 들려 주고 있다.

■ 재료
갈근 20g, 감초 5g, 더덕 10g

■ 만드는 법
갈근 20g, 감초 5g, 더덕 10g 등의 재료를 모두 넣고 물을 넉넉히 부어 20분간 끓인다.

■ 복용법
하루 두 번 한 컵씩 이틀간 복용.

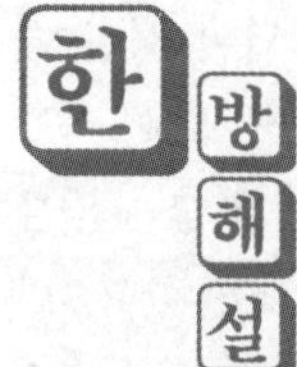

감초는 백 가지의 약과 돌가루 72종의 독을 해독시켜 주고 천이백 가지의 약재를 잘 융합시켜 주며 우리 몸의 아홉 구멍의 기와 혈을 잘 통하게 하는 약재이다. 여기에 호흡기가 약한 사람은 도라지와 더덕을, 안과 질환이 있는 사람은 결명자를 같이 쓰면 황사로 인한 모든 질병에 대처할 수 있다.

거담작용에 보폐아교탕

생활환경에서 오는 대기 중의 분진 등이 주원인이 되어 체내의 각 기관에서 생성되는 담이 기침 등에 의해 목구멍 밖으로 나오면 참 괴로운 일이다. 이때 보폐아교탕을 권한다.

■ 재료

마두령 10g, 아교 16g, 우방자 10g, 행인 10g, 자감초 3g, 찹쌀 16g

■ 만드는 법

마두령 10g, 아교 16g, 우방자 10g, 행인 10g, 자감초 3g, 찹쌀 16g을 넣고 물 한 대접 반을 붓고 약한 불로 30~40분 끓인다.

■ 복용법

하루에 3번 복용, 1주일에서 2~3개월 복용.

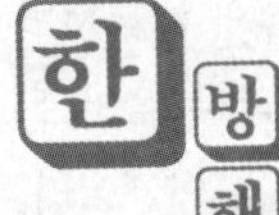

보폐아교탕은 기관지염, 천식, 해소 등 담이 성한 데 사용할 수 있는 약재 중의 하나라고 할 수 있다. 아교는 인체의 출혈을 멈추게 하는 한약재 중의 좋은 약재인데 특히 비혈·토혈 해소에 많은 효능이 있다. 마두령, 우방자는 천식을 멈추게 하고 청폐하며 인후통을 멈추게 하는 작용이 있으며 행인 역시 해소를 멈추게 하는 작용이 있다. 여기에 해독하는 감초를 가하고 찹쌀을 가하게 되면 체력을 보강하고 심폐기능을 돕는 데 많은 효과가 있다.

기침이 심할 때 하눌타리씨

우리는 보통 감기에 걸렸을 때 기침을 하게 된다. 특히 기관지가 약한 사람들은 더욱 그러한데 기침을 심하게 하게 되면 호흡 곤란까지 오는 경우도 볼 수 있다. 또한 낮보다는 한밤중에 기침이 심해지는데 기침이 심할 경우 기침 때문에 잠을 이루지 못하는 사람들도 있다고 한다.

■ 재료

하눌타리씨 10g, 살구씨 10g, 패모 10g

■ 만드는 법

하눌타리씨 10g, 살구씨 10g, 패모 10g에 큰 대접으로 물 한 대접을 붓고 반으로 줄 때까지 달인다.

■ 복용법

공복에 하루 3번 복용.

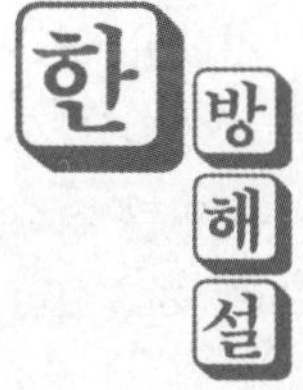

평소에 기침을 자주 하게 되고 담이 생기는 경우가 있다. 이럴 때 한방에서는 하눌타리씨, 즉 과루인을 사용하게 되는데 이 과루인은 기관지 천식을 멈추게 해 주고 특히 기침을 멈추게 하는 효력이 있다. 여기에 행인 또한 기침을 멈추게 해 주고 폐 기능을 원활하게 하며 기관지 천식을 멈추게 하는 효능이 있다. 패모 역시 천식을 없애 주고 기관지 열을 없애 주는 효능이 있고 또한 숨이 찬 데 많은 도움을 준다.

결핵에 저근백피 · 오가피

몇십 년 전만 해도 우리나라 국민 사망 원인 중에 폐결핵이 1위였다고 한다. 요즘은 많이 좋아졌지만 아직도 결핵으로 고생하는 사람들이 있다. 결핵이 있으면 심한 기침에 식은땀까지 흘리게 되는데 특히 폐결핵은 전염성이 강하기 때문에 신경이 많이 쓰이고 본인 스스로도 주의를 해야 한다.

■**재료**
저근백피 20g, 오가피 20g, 정종 1컵
■**만드는 법**
저근백피 20g, 오가피 20g, 정종 1컵과 물 한 대접을 붓고 30~40분 정도 달인다.
■**복용법**
하루 3번 식간에 복용. 3~4개월 정도 장복.

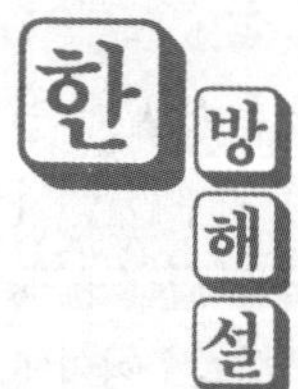

대체로 결핵은 생활이 어려울 때의 질환으로만 알고 있지만 경제적으로 윤택해진 현대에도 결핵이 더욱 기승을 부리는 것을 볼 수 있다. 아마도 환경의 악화와 면역 기능의 약화가 그 원인인 듯하다. 일단 결핵에 걸리게 되면 병이 잘 낫지 않고 오랫동안 진행되면서 몸을 많이 상하게 된다. 한방에서도 결핵 치료가 쉬운 것은 아니지만 대체적으로 면역 기능을 강화시켜 주는 치료 방법이 선행되고 있다. 이 처방은 결핵의 전문 처방은 아니지만 오랫동안 기침과 각혈이 수반되면서 몸이 야위어 있을 때 사용하면 폐 기운을 수렴해서 기침을 가라앉히게 되고 폐 진액을 보호해서 각혈과 수척한 몸에 도움을 줄 수 있다.

편도선염에 가미감길탕

환절기에는 특히 감기가 오기 쉬운데 감기가 오면 편도선염으로 고생하는 사람들이 많다고 한다. 이처럼 편도가 약한 사람들은 감기로 인해 편도선이 부으면 음식물을 섭취하는 데도 큰 어려움이 따르게 된다.

■재료
  길경 · 감초 · 황금 · 형개 각 8g, 박하 · 현삼 각 4g, 생강 5쪽

■만드는 법
  길경 · 감초 · 황금 · 형개 각 8g, 박하 · 현삼 각 4g, 생강 5쪽에 물 한 대접을 붓고 달인다.

■복용법
  하루 식전 3번 복용, 3~4일 복용.

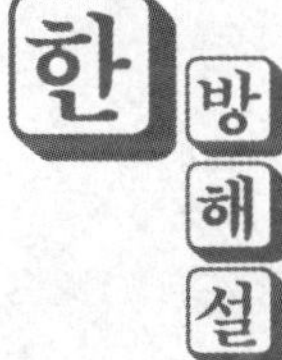

소개된 처방은 편도가 찬 기운에 상하거나 감염으로 인해서 부을 때 쓸 수 있는 처방이다. 약물 중에서 길경과 감초와 생강은 열독을 풀어내고 담을 제거해서 목을 부드럽게 해 주고 황금, 형개, 박하는 염증의 원인이 되는 풍열을 발한시켜 줌으로써 목을 맑고 시원하게 만들어 준다. 현삼은 진액을 공급해서 목이 건조하지 않도록 만들어 주기 때문에 편도가 부어서 목이 아프고 염증 때문에 음식을 잘 삼키지 못 하는 경우에 좋은 효과를 볼 수 있다. 하지만 약을 복용한 지 3~4일이 지나도록 증상이 개선되지 않는다면 보다 전문적인 진단을 통해 적합한 처방을 제공받는 것이 바람직할 것이다.

신경계 질환

골담초 ▣ 엄나무 오리탕

갈근탕 ▣ 천남성 · 마늘 ▣ 영강출감탕

골담초 ▣ 서경탕 ▣ 속단

상지 · 진교 ▣ 가미이진탕

여신탕 ▣ 황계오물탕

가미익기탕 ▣ 홍어 · 오동잎 ▣ 송절주

금은화탕 ▣ 오가피산

마늘 · 계란 분말과 자소차

청아환 ▣ 강활승습탕

신경통에 골담초

　신경통의 예방에는 규칙적인 생활과 휴식이 필요하며 몸을 차게 한다든지 과로, 지나친 수분 섭취는 피해야 한다. 신경통에 효과가 있는 것은 비타민 B_1인데, 체내에 다량 흡수되면 신경통의 통증이 없어지는 경우가 많다. 골담초는 신경통, 류머티즘에 탁월한 효과가 있다고 한다.

■재료
　골담초 10g, 감초 5g

■만드는 법
　골담초 10g, 감초 5g에 물을 붓고 반으로 줄어들 때까지 끓인다.

■복용법
　하루 두 번, 식전에 한 컵씩 복용.

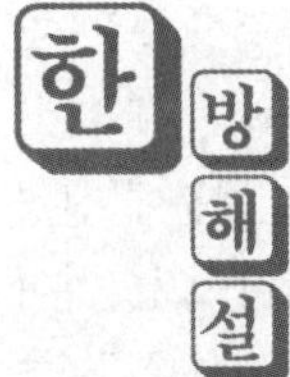

골담초는 일명 토황기라 하여 예로부터 신경통, 류머티즘 등을 다스리는 데 특효약재로 알려져 있다. 약성은 피를 맑고 깨끗하게 하며 혈맥이 잘 통하게 하는 것이다. 민가에서는 이것을 감주로 만들어 복용하기도 했다.

신경통에 엄나무 오리탕

엄나무와 오리를 같이 복용하면 신경통에 아주 좋다고 한다. 옛날부터 오리로 고혈압, 중풍환자 등을 치료해 왔다고도 한다.

■**재료**
엄나무 3단, 오가피 50g, 장녹 50g, 청둥오리 1마리

■**만드는 법**
엄나무 3단을 7시간 정도 끓인 물에 청둥오리 1마리, 오가피 50g, 장녹 50g을 넣고 2시간 정도 더 끓인다.

■**복용법**
고기는 고기대로 먹고 국물은 공복에 아침·저녁으로 2컵 정도 1주일 복용.

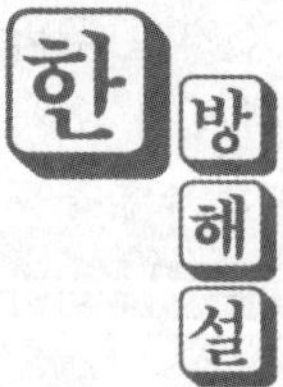

신경통은 신경 순환이 원활히 안 되어 통증이 오는 것을 말한다. 이때 청둥오리는 마음을 편안하게 해 주고 피는 물론 체액을 맑고 깨끗하게 해 주기 때문에 신경 순환도 잘 되고 심지어는 고혈압에도 많이 쓰는 약이다. 여기에 엄나무는 한방에서 해동피라 해서 신경 순환과 혈액 순환을 잘 되게 해주는 약재이다. 오가피는 근육을 튼튼히 해 주고 수족이 차가운 분에게 좋은 효과를 볼 수 있다.

삼차신경통에 갈근탕

흔히들 신경통이라 하면 팔, 다리가 저리고 쑤시는 것을 생각하기 쉽
다. 그러나 이 중에서도 얼굴 부위에 통증이 생기는 것을 삼차신경통이
라 한다. 특히 삼차신경통은 중년 여성들한테 많이 온다고 하는데 안면
이 전기에 감전된 것처럼 저리고 찌르는 것처럼 아파와서 매우 고통스
럽다고 한다.

■재료
갈근 20g, 마황 10g(살짝 끓여서 거품을 제거한 것), 계지·백작약
각 8g, 감초 6g, 생강 5쪽, 대추 4알
■만드는 법
갈근 20g, 마황 10g(살짝 끓여서 거품을 제거한 것), 계지·백작약
각 8g, 감초 6g, 생강 5쪽, 대추 4알에 물 한 대접을 붓고 1시간 정도
달인다.
■복용법
식사 2시간 후에 하루 3번 복용.
1개월 정도 복용.

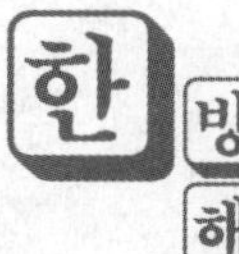

갈근탕은 안면 부위에 통증을 호소하는 삼차신경통에
쓸 수 있는 처방이다. 갈근, 마황, 계지는 안면 부위
에 맺혀 있는 기운을 땀으로 분해하고 근육을 부드럽
게 해 주고 백작약, 감초는 혈맥을 잘 통하게 해서 통
증을 없애 주기 때문에 얼굴이 쑤시고 아프고 통증 때
문에 음식을 잘 씹을 수 없는 경우에 그 증상을 개선
시킬 수 있다. 하지만 약물의 구성으로 보아 땀을 많
이 흘리거나 종양으로 인한 안면 신경통에는 적합치
않다.

견비통에 천남성·마늘

주로 50세를 전후해서 어깨가 아프다고 해서 오십견이라고도 하는데 이 증상에는 천남성과 마늘이 좋다.

■**재료**
천남성분말 1/3스푼, 마늘분말 1/3스푼, 쌀뜨물, 막걸리

■**만드는 법**
1. 마늘을 썰어서 쌀뜨물에 하루쯤 담가둔 후 말려서 분말을 낸다.
2. 천남성도 분말을 내서 마늘분말과 함께 막걸리에 넣는다.

■**복용법**
아침·저녁으로 하루 2번 복용.

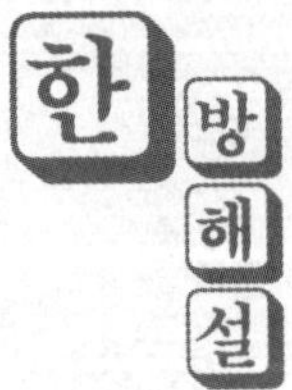

마늘과 함께 천남성을 근육통, 견비통에 복용한다는 것은 한방 처방에 따른 것이다. 그러나 천남성을 함부로 다량 복용하는 것은 부작용이 우려되므로 주의해야 한다.

좌골신경통에 영강출감탕

좌골신경통이란 날씨만 흐려도 몸이 쑤시고 아파오는 증세이다. 이 증세가 있는 사람들은 이러한 몸의 변화로도 날씨를 자각할 수 있다고 하는데 이러한 경우 낮에는 활동을 많이 해서 잘 느끼지 못하다가 밤이 되면 고통이 특히 심해진다고 한다.

■ 재료
백출 10g, 건강 6g, 적복령 6g, 감초 2g

■ 만드는 법
백출 10g, 건강 6g, 적복령 6g, 감초 2g에 물 1ℓ를 붓고 30분 정도 달인다.

■ 복용법
하루에 식후 3번 복용. 1개월 이상 장복.

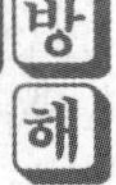

좌골신경통은 여러 가지 원인에 의해서 생길 수 있다. 소개된 처방은 차고 습한 기운이 허리 아래로 지나가는 경기의 흐름을 방해할 때 생겨날 수 있는 좌골신경통을 치료하는 데 도움을 준다. 백출과 적복령은 경락 주변에 맺혀 있는 습기를 제거할 수 있고 건강과 감초는 찬 기운을 몰아내서 혈액 순환을 도울 수 있기 때문에 허리와 다리가 무겁고 잘 붓거나 저린 증상이 다리로 오래 가는 경우에 쓸 수 있는 좋은 처방이라 할 수 있다. 하지만 약물의 성질로 보아 좌골신경통의 원인이 타박이나 염좌로 어혈이 생겨 있거나 몸이 건조하고 마른 사람에게는 적합치 않기 때문에 사용을 금하는 것이 좋다.

오십견에 골담초

정신적인 스트레스나 신경을 많이 쓰면 목과 어깨 근처가 뻐근하고 통증이 와서 괴로운데, 골담초는 이 증상을 치료하는 데 좋은 약재로 쓰인다.

■재료
황기 30g, 골담초 20g, 감초 5g, 율무 10g

■만드는 법
황기 30g, 골담초 20g, 감초 5g, 율무 10g에 물 1ℓ를 붓고 중간불로 반으로 줄 때까지 달인다.

■복용법
아침·저녁 식후에 하루 2번 복용.
1개월 정도 복용.

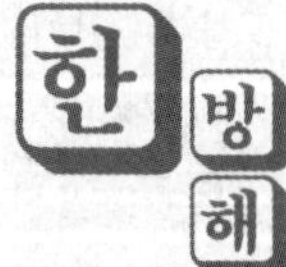

골담초는 혈맥을 잘 통하게 하므로 어깨 관절에 좋은 약이다. 황기는 피부와 근육을 튼튼하게 해 주면서 기와 혈을 보해 주며 소염작용이 뛰어나기 때문에 염증에 많이 쓰이는 약이다. 율무 역시 소염작용이 있으면서 이물질을 배설하는 작용이 크므로 심지어는 물사마귀를 없애 주기도 한다. 감초는 위의 약들을 잘 조화시키므로 이러한 약을 복용하면 노인성 어깨 관절염 등 각종 질환에 아주 좋은 효과를 볼 수 있다.

오십견에 서경탕

아무런 신체상의 불편이 없던 사람들도 갱년기가 되면 팔·다리가 저리는 등 노화현상이 찾아온다고 한다. 오십견도 일종의 노화현상으로 어깨가 저리는 증상이다. 팔·다리가 저리고 어깨가 결려오면 팔을 돌리거나 옷을 입고 벗을 때 많은 불편함이 따르게 된다.

■재료
의이인 20g, 창출 8g, 강활 4g, 천궁 4g, 세신 2g, 오미자 2g, 생강 3쪽, 대추 2알

■만드는 법
의이인 20g, 창출 8g, 강활 4g, 천궁 4g, 세신 2g, 오미자 2g, 생강 3쪽, 대추 2알에 한 대접의 물을 붓고 반으로 줄 때까지 달인다.

■복용법
식사 1시간 후에 3회 복용. 1개월 정도 복용.

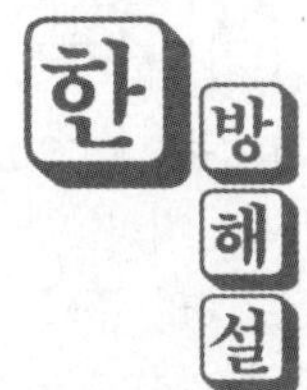

오십대를 전후해서 올 수 있는 오십견에 효과를 볼 수 있는 처방이다. 약물 중에서 의이인과 창출은 습과 담을 제거해서 기운을 잘 통할 수 있게 해 준다. 강활과 세신은 저리고 아픈 증상을 없애 주며 천궁은 혈액을 맑게 해 주기 때문에 몸이 대체로 비습하신 분이 어깨가 경직되고 아프고 팔을 제대로 쓸 수 없는 경우에 좋은 효과를 볼 수 있다. 하지만 몸이 건조하거나 외상으로 어혈이 생겼거나 염증으로 인한 오십견에는 적합하지 않기 때문에 정확한 병증 구분 후에 약물을 복용하는 것이 바람직하다.

류머티스성 관절염에 속단

겨울철에 관절염을 앓는 사람들의 고통이 매우 크다고 한다. 특히 류머티스성 관절염 환자들이 많은데, 아침에 일어나면 어깨도 결리고 운동 후에는 무릎도 아프다고 한다. 류머티스성 관절염은 나쁜 액체가 관절로 흘러들어가서 생기는 병으로 특히 운동 후나 날씨가 추워지면 더욱 통증이 심해진다.

■ **재료**

속단 10g, 보골지 5g, 우슬 5g, 목과 5g, 두충 5g

■ **만드는 법**

속단 10g, 보골지 5g, 우슬 5g, 목과 5g, 두충 5g에 물 1ℓ를 붓고 중간불로 30분 정도 달인다.

■ **복용법**

하루 3번 공복에 복용. 15일~1개월 복용.

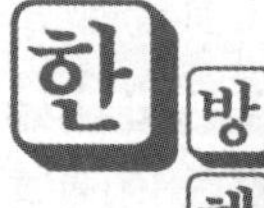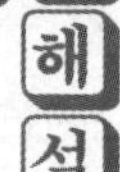

관절염은 풍·한·습의 삼기, 즉 바람·찬기·습기를 많이 받아 관절이 붓고 쑤시는 증상이다. 속단은 허리, 관절, 근육, 부인 혈병에 좋고 보골지는 허리, 사지, 관절이 붓고 쑤시는 증상을 소변으로 내려 준다. 두충은 척추와 허리, 사지, 관절, 근육을 튼튼하게 하고, 우슬은 활혈·양혈 작용을 하며 십이경락으로 모든 약을 보내 주는 작용을 하므로 장기 복용하면 좋은 효과를 볼 수 있다.

항강증에 상지 · 진교

　뒷목이 당기고 뻣뻣한 증상을 의학용어로 항강증이라 하는데 특히 여성의 경우 바느질 같은 일을 장시간 하다 보면 이런 경우가 쉽게 올 수 있다. 이 경우에는 한 자세를 불편하게 장시간 취하거나 엎드려 자는 것은 가급적 피하는 것이 좋겠다. 이러한 증상에는 바른 자세가 무엇보다도 중요하고 높은 베개를 베는 것은 특히 좋지 않다고 한다.

■ **재료**
　상지 30g, 진교 15g

■ **만드는 법**
　상지 30g, 진교 15g에 물 1ℓ를 붓고 중간불로 30~40분 정도 달인다.

■ **복용법**
　하루 4~5회 수시로 복용. 1주일 정도 복용.

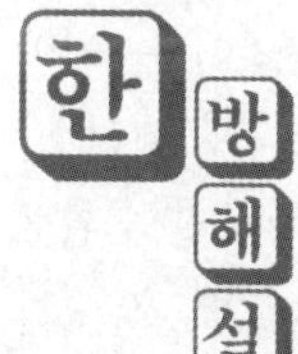

　뒷목이 당기고 뻣뻣한 항강증은 뇌척수 디스크, 뒷목 주위의 연부조직 고혈압, 극소수의 저혈압에서 나타날 수 있다. 대부분은 목을 차게 했거나 외상이나 고정된 불량 자세 때문에 오는 것으로 이에는 거풍, 제습, 치통시키는 상지, 진교를 사용할 수 있으며 24시간 내지 48시간이 경과해도 그 불편이 여전하거나 심해진다면 전문가의 치료가 필요하다고 하겠다.

담이 결릴 때 가미이진탕

젊어서는 모르지만 나이가 들면서 노화 현상이 여러 가지로 오게 되는데 이 중에서도 담이 결려서 고생을 하는 사람들이 많다. 담이 결리게 되면 팔, 다리, 관절, 허리 등이 쑤시고 저려와서 매우 고통스럽게 된다. 담은 기혈 순환에 장애가 와서 생기는 병으로 마사지를 해 주는 것이 중요하고 움직일 때도 천천히 움직이는 것이 좋다.

■ **재료**
  향부자 · 반하 각 16g, 진피 · 적복령 · 목과 각 8g, 감초 4g, 생강 5쪽
■ **만드는 법**
  향부자 · 반하 각 16g, 진피 · 적복령 · 목과 각 8g, 감초 4g, 생강 5쪽에 물 한 대접을 붓고 반으로 줄 때까지 달인다.
■ **복용법**
  하루 3번 식사 2시간 후에 복용.
  1개월 정도 장복.

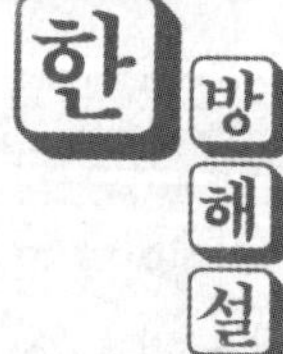

이 처방은 대사 이상으로 생긴 담이 기혈 순환에 영향을 미쳐서 통증이 올 때 쓸 수 있는 방법이다. 처방 내용 중 반하, 적복령, 진피, 감초는 체내에 생긴 담을 없애 주고 향부자는 맺힌 기운을 풀어서 잘 순환토록 해 주고 목과는 굳어진 근육을 부드럽게 해 주기 때문에 담으로 인해 관절이 쑤시거나 가슴과 옆구리가 결려서 잘 펴지 못하고 아픈 곳이 한 곳에 머무르지 않고 여기저기 옮겨다니는 경우에 좋은 효과를 볼 수 있다. 하지만 병의 원인이 어혈로 인해 오는 경우는 이 처방이 적합하지 않기 때문에 전문 한의사의 도움을 받는 것이 좋다.

허리가 삐었을 때 여신탕

무거운 물건을 갑자기 들 때 자칫 잘못해서 허리를 삐게 될 수가 있다. 허리에 통증이 오게 되면 무거운 물건도 들 수가 없고 운전하는 데도 지장이 있으며 여러 가지로 곤란한 점이 많다. 이런 허리의 통증은 우선적으로 불량한 자세로 인해 허리에 무리가 와서 통증이 오게 된다. 자세를 바로 편안히 해 주는 것이 중요하다.

■ 재료
현호색, 당귀, 육계, 두충 각 4g

■ 만드는 법
현호색, 당귀, 육계, 두충 각 4g에 큰 대접으로 한 대접 물을 붓고 반으로 줄 때까지 달인다.

■ 복용법
하루 2번 식간에 복용. 2~3일 정도 복용.

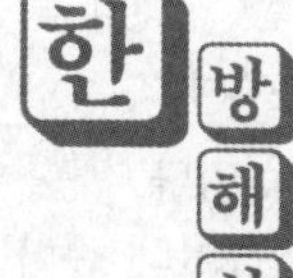

무거운 물건을 잘못 들었을 경우 허리에 충격을 주게 되고 또 자세의 잘못으로 인해 요통이 생기는 경우가 있다. 이것을 성좌요통이라 하는데 한방에서는 여신탕을 사용하는 경우가 있다. 여기에 현호색은 주로 하체에 활혈시켜 주는 효능이 있고 당귀 역시 활혈 뿐만 아니라 보혈시켜 주고 하체에 기운을 돋우는 효능이 있다. 여기에 육계 또한 소통시켜 주고 어혈을 풀어 주는 작용을 한다. 이 요통은 특별히 신경통이라든지 좌골신경통, 디스크의 원인이 될 수 있기 때문에 조속한 치료가 필요하다.

무릎이 시릴 때 황계오물탕

갱년기 이후에는 노화 현상이 많이 온다. 그 중에서도 많은 분들이 무릎이 시린 증상을 호소한다. 하지만 요즘은 운전을 많이 하는 젊은 분들도 이 증세를 호소하는 분들이 많다고 한다. 이 증세에는 황계오물탕이 좋다.

■**재료**

생강 12g, 우슬 12g, 황기 6g, 백작약 6g, 계지 6g, 대추 6g

■**만드는 법**

생강 12g, 우슬 12g, 황기 6g, 백작약 6g, 계지 6g, 대추 6g에 물 1500cc를 붓고 약한 불로 2시간 정도 달인다.

■**복용법**

하루 식사 1시간 후에 3번 복용. 기간은 10일~1개월 정도.

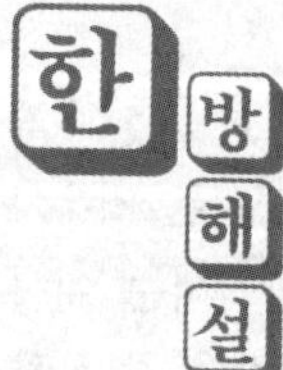

갱년기 이후에 많이 나타나는 무릎이 시린 증상은 골관절염이 대부분인데 그 원인은 무릎관절 연골이 퇴화되고 뼈가 줄기처럼 성장하여 주변 조직에 염증을 일으키거나 관절내막에 외상을 입은 증상이다. 무릎관절이 시리고 뻣뻣하고 통증이 있으며 춥거나 습기 찬 날씨에는 통증이 더욱 심해지고 운동시에는 삐그덕거리는 소리가 들린다. 그리고 시일이 지나면 탄력성을 잃고 무릎을 움직이기조차 힘들어진다. 이때 황계오물탕을 복용해서 효과를 볼 수 있다.

안면 경련에 가미익기탕

　일반적으로 추운 데 오래 서 있거나 긴장된 장소에서 떨리는 증상은 당연하나 그러한 경우가 아닌데도 안면이 파르르 떨리는 것은 이상한 것이다. 이런 안면 경련에는 가미익기탕을 복용하면 효과가 있다.

■ 재료

　황기 10g, 인삼 6g, 천마 6g, 당귀 4g, 진피 4g, 감초 4g

■ 만드는 법

　황기 10g, 인삼 6g, 천마 6g, 당귀 4g, 진피 4g, 감초 4g에 물을 한 사발(400cc 정도) 붓고 반으로 줄 때까지 달인다.

■ 복용법

　하루 3번, 식사 1시간 후에 복용. 한 달 정도 복용.

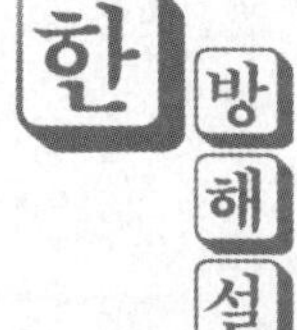

안면경련증은 기혈이 부족할 때 안면부위 기혈 순환이 제대로 되지 않아서 올 수 있는 국소적인 풍의 증상이다. 가미익기탕의 약재 중 황기, 인삼, 당귀, 감초는 기혈이 부족한 것을 보해 주고 천마는 풍기를 제거해서 경련을 없애 주며 진피는 기혈이 잘 통할 수 있도록 만들어 주기 때문에 일반적으로 몸이 허약해서 올 수 있는 눈꺼풀이나 얼굴 한 쪽이 절로 씰룩씰룩거리는 증상을 개선시킬 수 있다. 하지만 뇌신경의 이상에서 올 수 있는 안면신경의 경련은 체질과 증상에 적합한 약물을 선정받는 것이 보다 바람직하다.

무릎관절염에 홍어 · 오동잎

약재로 심는 나무는 사람의 팔 · 다리 질환과 밀접한 관련이 있다고 하는데 특히 오동나무는 무릎관절염에 특효라고 한다.

■ 재료
홍어 한 마리, 오동잎 20g, 패장 10g

■ 만드는 법
홍어에 알맞게 칼집을 낸 다음 오동잎 20g, 패장 10g을 넣고 물을 부어 홍어가 완전히 익을 때까지 끓인다.

■ 복용법
1주일에 두 번, 한 잔씩 한 달 정도 복용한다.

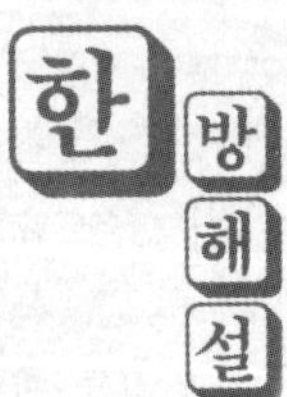

오동잎의 약성은 하초의 종양을 치료해 주며, 패장은 몸의 악혈을 풀어 주는 약재이므로 무릎관절염에 효과가 좋다.

관절염에 송절주

관절염은 손가락의 관절에서 시작하여 손목, 팔꿈치, 무릎 등 여러 관절이 아프고 붓거나 고열이 있는 질병이다. 생활요법으로 몸을 차지 않도록 하고 정신적, 육체적 피로를 피하는 등의 주의가 필요한데 송절주를 식이요법으로 함께 복용하면 여러 증상을 개선할 수 있다.

■재료

송절 6kg, 당귀 1kg, 누룩, 찹쌀, 멥쌀

■만드는 법

1. 밑술－송절 6kg과 당귀 1kg을 함께 넣어 센불에서 약한불로 2～3시간 푹 끓인 후 걸러낸다. 여기에 멥쌀을 백설기로 만들어 잘게 부수어 누룩을 함께 넣고 7일간 발효시킨다.
2. 덧술－찹쌀과 멥쌀을 반반씩 섞은 술밥을 잘 쪄 발효시킨다.

■복용법

아침ㆍ저녁 반주로 복용.

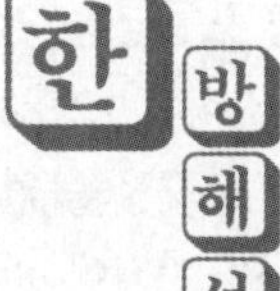

소나무의 가지마디를 주원료로 사용하고 보혈ㆍ활혈의 효능이 있는 당귀를 첨가해 빚어내는 이 술은 담이나 풍, 관절염, 혈액 순환에 좋은 약용술로 진가를 인정받고 있다.

관절염에 금은화탕

주위에 나이드신 어른들 중에는 관절염으로 고생하시는 분들이 많다고 한다. 나이가 들면 자연적으로 혈액 순환이나 신체기능이 약해져 오기도 하고 맞거나 부딪쳐 삐어서 외상 부위가 열이 나고 통증이 오는 관절염이 있는데 이때는 금은화탕이 효과가 있다.

■ **재료**
금은화·고본·포공영·의이인·방기 각 4g, 우슬 2g

■ **만드는 법**
금은화·고본·포공영·의이인·방기 각 4g과 우슬 2g에 큰 대접으로 한 대접의 물을 붓고 중불로 30~40분간 달인다.

■ **복용법**
하루 2~3번 식후 복용.
1~3개월 정도 복용.

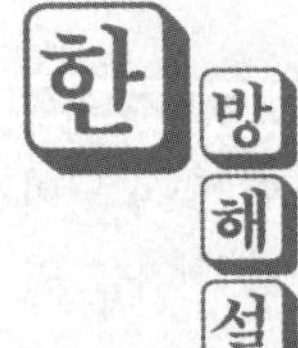

한방에서는 풍과 습이 원활하지 못하면 어혈이 생겨 관절염이 온다고 본다. 이럴 때 금은화·포공영은 염증을 제거해 주고 우슬·방기는 제습·진정·소통시켜 주는 효능이 있으며, 의이인과 고본은 불순물을 없애 주는 것 외에도 여러 가지 작용을 하여 관절에 많은 효과를 보는 약재이다. 특히 오래 서 있거나 무거운 것을 드는 것은 관절에 부담이 되므로 특별히 유의해야 된다.

요통에 오가피산

요통은 오래 서서 일하는 직업을 갖고 있는 사람들에게 많다. 요통이 오면 허리를 굽힌다거나 하는 등의 일에는 무리가 많이 오는 것을 볼 수 있다.

■**재료**
오가피 4g, 적작약 4g, 대황 8g, 생강 2g

■**만드는 법**
오가피 4g, 적작약 4g, 대황 8g, 생강 2g에 큰 대접으로 물 한 대접을 붓고 반으로 줄 때까지 달인다.

■**복용법**
하루 식전에 3번 복용.
1개월 정도 장복.

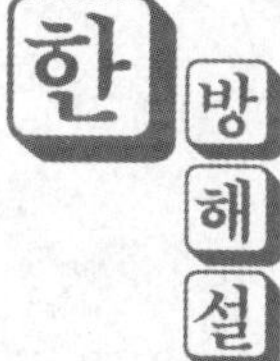

요통은 허리에 기운이 제대로 순환되지 않아서 오는 증상이다. 오가피산 중에서 오가피는 차고 습한 기운을 제거해서 금부를 부드럽게 하는 작용이 있고 적작약과 대황은 혈액의 정체로 생기는 어혈을 풀어 주는 효능이 있다. 생강은 찬 기운을 몰아내서 혈행의 개선을 도와 주기 때문에 이 4가지 약물들을 같이 달여서 복용하면 차고 습한 기운에 의해 혈행이 되지 않아서 허리가 무겁고 뻣뻣해서 굽히고 펴기가 힘든 증상을 다스리는 데 도움을 줄 수 있다. 하지만 약물 자체의 보하는 기능이 작기 때문에 기력이 약하거나 비경이 약해 소화가 안될 경우, 장기 복용은 피하는 것이 좋다.

요통에 마늘 · 계란 분말과 자소차

요통의 발병 원인은 크게 둘로 구분되는데 직업이나 자세, 습관에 의하여 만성적으로 허리 부위의 인대나 근육에 무리가 가해져 일어나는 것과 내장 기능에 이상이 생겨 발병하는 경우이다. 마늘, 계란, 자소차를 함께 복용하면 여러 요인에 의한 요통치료에 도움이 된다고 한다.

■ 재료

마늘 30개, 계란 4~5개, 자소엽 30g

■ 만드는 법

1. 마늘 30개를 잘게 썰어 물을 약간 넣고 믹서에 간다.
2. 마늘즙을 약한 불에서 30분 정도 조린다.
3. 여기에 계란을 4~5개 넣고 수분이 없어질 때까지 가열한다.
4. 이것을 말려서 가루로 만든다.
5. 자소엽 30g을 물 두 되에 넣고 우려낸다.

■ 복용법

식전에 하루 세 번, 마늘 · 계란 분말 한 숟가락씩 자소차와 함께 복용.

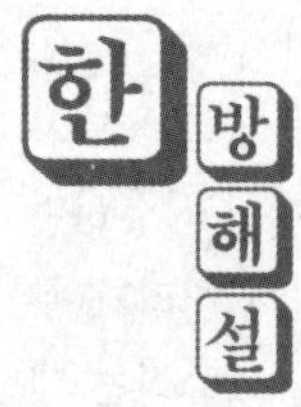

마늘은 혈액 순환을 돕는 알리신 성분을 가지고 있으며 자소엽은 진통, 진정의 약효를 가지고 있으므로 허리의 맺힌 부분에 작용하여 통증을 덜어 준다.

요통에 청아환

요통은 각 영역에 걸친 많은 질환에 의해 일어날 경우가 많은데, 특히 신장 기능이 쇠약해지면 오기도 하고 위장 질환에 의해서도 가벼운 요통이 오기도 하며 외상 척추나 요부근육의 염증 등이 원인이 되기도 한다.

■재료

파고지 15g, 호도 15g, 두충 15g, 생강 약간

■만드는 법

1. 생강은 즙을 낸다.
2. 생강즙에 파고지 15g, 호도 15g, 두충 15g을 섞어 환을 만든다.

■복용법

공복에 30알 정도, 더운 술이나 물로 복용.

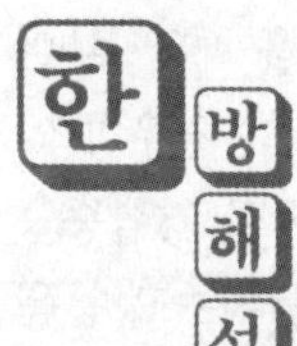

청아환의 처방 내용을 보면 두충이라든가 파고지가 있다. 이는 주로 인체의 하초, 다시 말해서 생식기능을 관장하는 허리근육의 관절 기능을 활발하게 만들어 주는 작용이 있다. 여기에 근육을 부드럽게 해 주는 호도를 가미하고 생강으로 즙을 내서 버무려 청아환을 만들어 복용하면 많은 도움이 된다.

목이 뻣뻣할 때 강활승습탕

직장생활을 하면서 스트레스를 안 받고 생활하기란 매우 어려운 일일 것이다. 스트레스를 받거나 긴장하게 되면 이내 목이 뻣뻣해지는 것을 느낄 수가 있다. 목이 뻣뻣해지는 것은 긴장성으로 오는 증상인데 이렇게 되면 아무래도 쉽게 피로감을 느끼게 된다.

■**재료**

강활 8g, 독활 8g, 고본 4g, 방풍 4g, 감초 4g

■**만드는 법**

강활 8g, 독활 8g, 고본 4g, 방풍 4g, 감초 4g에 물 1ℓ를 붓고 중간 불로 30~40분 정도 달인다.

■**복용법**

하루에 식후 3번. 1주일~10일 정도 복용.

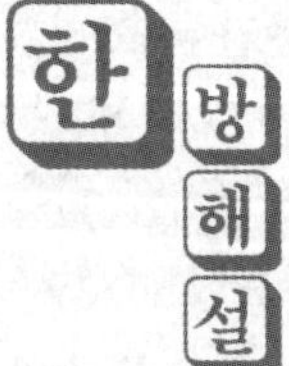

찬바람 기운이 목, 어깨 등에 머물러 있을 때 그 부위의 대사 기능이 잘 안되고 목이 뻣뻣해지는 경우가 있다. 이럴 때 한방에서는 대표적인 처방으로 강활승습탕을 쓸 수 있다. 강활과 독활은 해독시켜 주고 풍을 발산시켜 주는 역할을 하고 고본과 방풍은 해열·진통 작용이 있다. 특히 감초는 해독시켜 주는 작용이 있어 이런 증상에 사용하는 처방 중 하나이다.

이비인후과 질환

목련꽃망울

신이청폐탕 ▣ 통기산

비염죽 ▣ 연근즙 ▣ 건지황아교탕

창이자탕 ▣ 치자차

길경 ▣ 모과

산수유

만형자탕 ▣ 소청룡탕

축농증에 목련꽃망울

　오랫동안 축농증을 앓다 보면 학생들은 집중률이 떨어져 학업성적도 저조해지기 쉽고 주부나 직장인들은 일하는 데 능률도 오르지 않고 우울증에 걸리기도 쉽다. 이때 목련꽃망울을 이용한 처방으로 증세를 호전시킬 수 있다.

■재료
　목련꽃망울(신이화) 20g, 세신 6g, 갈근 20g

■만드는 법
　목련꽃망울 20g, 세신 6g, 갈근 20g의 재료를 모두 넣고 물을 충분히 부어 약 30분간 달인다.

■복용법
　하루 두 번, 한 잔씩 복용.

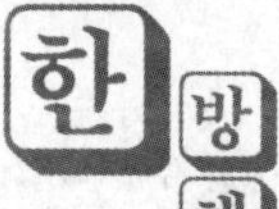

축농증은 풍한이나 풍열의 나쁜 기운이 비강내에 침범해서 생기는데 그 원인은 감기후유증이 가장 많고 콧속의 질환으로 오는 경우도 있다. 신이화와 세신은 코가 막히고 냄새를 잘 못 맡으며 염증이 있을 때 유효한 약재이다.

축농증에 신이청폐탕

환절기에는 감기로 고생하는 사람들이 많다. 그 중에서도 코감기에 걸린 경우 코를 심하게 푸는 사람들을 종종 볼 수 있는데 이런 경우에는 축농증이 오기 쉽다. 축농증이 있는 사람들을 보면 호흡에도 큰 곤란을 겪게 될 뿐만 아니라 집중력도 떨어지게 되기 때문에 학생들의 경우에는 더 큰 문제가 될 것이다.

■ 재료
신이화 3g, 백합 3g, 치자 3g, 비파엽 3g

■ 만드는 법
신이화 3g, 백합 3g, 치자 3g, 비파엽 3g에 물 1ℓ를 붓고 중간불로 30분 정도 달인다.

■ 복용법
하루 식후 2번. 1주일에서 1개월 가량 복용.

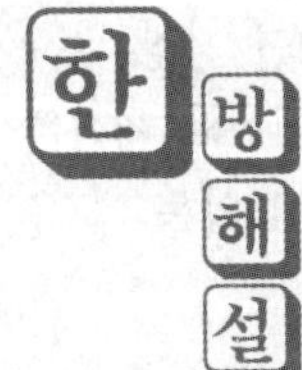

찬바람이 부는 환절기가 되면 비점막을 자극하는 공기나 바이러스 때문에 비염이 많이 성행하고 그것이 좀더 악화되면 축농증이 되는 경우가 많다. 이런 축농증이 있을 때 농을 제거해 주는 소염작용이나 진통·진경 작용은 신이화가 강하기 때문에 옛부터 많이 복용해 왔다. 이에 비파엽, 백합 등이 들어가는 것은 호흡기 계통 전반적인 면역 기전을 강화시키는 데 도움이 되는 약재이기 때문이다. 비염이나 축농증을 치료하는 데는 직접적인 자극이 있는 것보다는 소염작용, 진통·진경 작용과 아울러 자체적인 면역성을 길러 주는 것이 좋다.

알레르기성 비염에 통기산

일년 사계절 중에서 특히 환절기에는 코가 막히고 계속되는 재채기 때문에 고통을 호소하는 사람들이 많다. 이것을 알레르기성 비염이라고 한다.

■ 재료

신이화 8g, 천궁 8g, 대황 4g

■ 만드는 법

신이화 8g, 천궁 8g, 대황 4g에 큰 대접으로 한 대접 물을 붓고 10~20분 정도 달인다.

■ 사용법

하루에 수시로 코에 1~2방울씩 떨어뜨린다. 4~5개월 정도 사용.

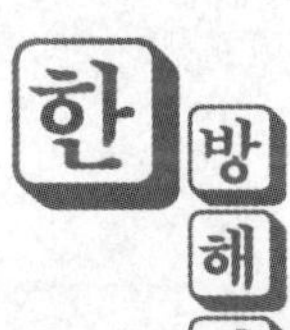

알레르기성 비염이든 세균성 비염이든 어떤 종류의 비염이든 혈관, 즉 비강내에 있는 모세혈관이 막히면 염증을 일으킨다. 치료방법은 그 혈관을 통하게 해야 하는데 그렇게 하면 자연치료가 된다. 신이화, 천궁, 대황은 통기시켜 주는 작용을 해서 치료의 효과가 좋고 여기에 곁들여서 날 시금치즙을 가하여 복용하면 더욱 효과가 좋다.

만성 비염에 비염죽

동의보감에서 만성비염은 콧속에서 계속 누런 콧물을 흘리고 냄새가 나며 심하면 머리가 아픈 증상인데 이는 벌레가 뇌 속을 먹는 증세라 하여 크게 경계하고 있다. 예로부터 전하는 만성 비염에 좋은 처방을 소개한다.

■ 재료
황기 2스푼, 백출 1스푼, 방풍 1스푼, 길경 1스푼, 감초 1스푼, 불린 쌀 20g

■ 만드는 법
1. 불린 쌀 20g을 넣고 물을 두 컵 정도 부어 쌀이 퍼질 때까지 끓인다.
2. 여기에 황기 2스푼, 백출 1스푼, 방풍 1스푼, 길경 1스푼, 감초 1스푼 등의 재료를 넣고 저어 주며 5분 정도 더 끓여 준다.

■ 복용법
하루 두 번 꾸준히 장복.

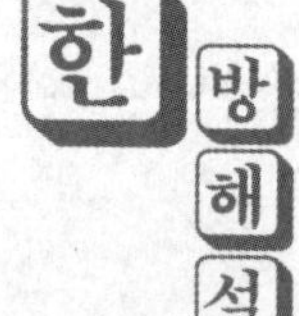

일반적으로 만성비염은 감기가 오래 갈 때 그 후유증으로 생기기 쉽다. 비염죽에 쓰이는 황기나 백출은 소화기 계통과 호흡기 계통을 강화해 치유능력을 길러 주는 약재로 감기에 자주 걸리거나 소화기 계통이 약한 사람에게 잘 든다.

코피가 자주 날 때 연근즙

조금만 무리를 해도 유달리 코피가 자주 나는 사람이 있다. 특히 밤 늦게까지 공부하는 수험생이나 잦은 야근에 시달리는 직장인에게 많은데 이때 연근즙을 이용한 좋은 처방이 있다.

■재료
연근 50g, 우엉 50g, 배 반 개

■만드는 법
1. 연근 50g, 우엉 50g, 배 반 개를 알맞은 크기로 썬다.
2. 절구에 재료를 다 넣고 즙이 나올 때까지 찧는다.
3. 삼베 헝겊으로 찧어 놓은 재료를 싸서 즙을 낸다.

■복용법
공복에 반 컵씩 하루 한 번, 1주일 정도 복용.

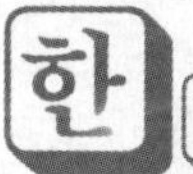
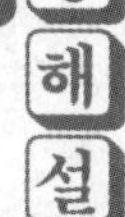

가정에서 식료품으로 쓰는 재료 중에는 약효성분이 우수한 것들도 많다. 특히 연근은 지혈작용이 뛰어나 코피가 자주 날 때 위에서처럼 배합해 쓰면 좋은 효과를 거둘 수 있다.

코피가 자주 날 때 건지황아교탕

심한 운동을 했다거나 과로를 했을 때 우리는 가끔씩 코피를 흘리게 된다. 그러나 특별히 이러한 경우가 아닌데도 쉽게 코피를 흘리는 사람이 있다. 특히 어린아이들이 자주 코피를 흘리는 경우를 볼 수 있는데, 이럴 때마다 부모의 마음 또한 무척이나 안타까울 것이다. 건지황아교탕은 이런 경우에 큰 효과가 있다.

■재료

건지황 12g, 아교 12g, 포황 6g

■만드는 법

건지황 12g, 아교 12g, 포황 6g에 물 1ℓ를 붓고 30~40분 정도 달인다.

■복용법

하루 3번 식후에 복용.

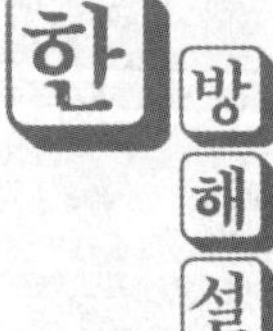

코는 뇌로 통하였으므로 피가 상일하면 육혈이 되므로 이 약재들을 복용하면 양혈·행혈시켜서 지혈이 된다. 건지황은 성분이 차가우므로 심·폐·담의 열을 내려 보혈하고 포황은 혈분과 동통 작용이 있어 처음 복용하면 지혈을 하고 상용하면 파혈을 하므로 여기에 아교를 가하면 토혈과 육혈에 많은 도움을 준다.

코막힘에 창이자탕

  사람이나 동·식물 모두 호흡이 참으로 중요하다. 그런데 코가 막혀서 호흡을 못하고 냄새를 못 맡는다면 참으로 답답한 일일 것이다. 특히 환절기에 이런 경우가 많이 발생하는데 코가 막히면 언어 전달도 잘 안 될 때가 있다. 이 코막힘의 원인은 여러 가지가 있겠으나 알레르기성 비염이나 축농증, 감기 등으로 올 수 있다.

■재료
  백지 16g, 신이 10g, 창이자 10g, 박하 6g

■만드는 법
  백지 16g, 신이 10g, 창이자 10g, 박하 6g에 큰 대접으로 한 대접 물을 붓고 중간불로 반으로 줄 때까지 달인다.

■복용법
  하루 3번 식사 1시간 후에 복용.
  1주일 정도 복용.

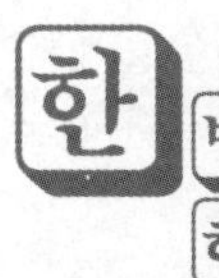

체력이 허약한 분들, 특히 호흡기 계통이 약하신 분들이 공기 오염이 심한 대도시에서 환절기를 맞이하게 되면 콧물과 함께 코막힘을 호소하게 된다. 한방에서는 그 원인과 체질에 따라 치료에 임하게 되는데 그 중 창이자탕이라는 처방은 창이자, 신이, 백지, 박하로 구성되어서 코막힘의 원인이 되는 풍·한을 쫓아내고 코를 포함한 호흡기 계통을 순조롭게 해 주므로 코막힘을 주요 증상으로 하는 코감기, 축농증 및 만성 비염 등에 유효하다.

목이 아플 때 치자차

목이 아픈 것은 대개 감기가 원인인 수가 많다. 감기로 인해 기관지가 상하게 되고 기관지염 등으로 악화될 여지도 있게 된다. 그러므로 이 병은 대개 환절기에 많으며 걸리기 쉬운 체질인 사람은 특별히 예방 차원의 건강요법이 필요할 것이다.

■재료
치자 5~6개

■만드는 법
1. 치자 5~6개를 그늘에서 말린다.
2. 치자에 물 두 대접을 넣고 반 정도의 양이 될 때까지 약 30분간 끓인다.

■복용법
1일 2~3회 복용.

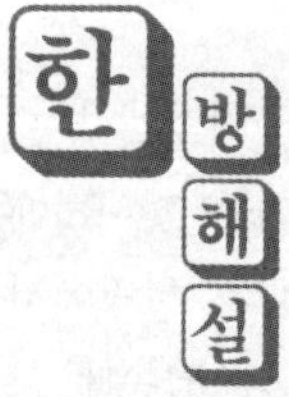

동의보감에는 이 치자가 소염작용이 강하고 염증 부위의 열을 내리는 데 그 효능이 강하다고 기록되어 있다. 또한 예로부터 인체에 좋은 식품, 염색에 쓰이는 약품으로서도 많이 사용되었다.

목이 자주 쉴 때 길경

　성악가나 정치가, 교사 등 목을 많이 쓰는 분들이나 평소에 성대가 약해서 금새 목이 쉬는 사람들은 목이 쉬면 불편한 점이 많을 것이다. 이때 좋은 약효를 볼 수 있는 것이 길경이다.

■ 재료
　길경 10g, 감초 4g, 박하엽 4g, 사삼 4g

■ 만드는 법
　길경 10g, 감초 4g, 박하엽 4g, 사삼 4g에 큰 대접으로 물 한 대접을 붓고 30~40분 정도 달인다.

■ 복용법
　하루에 식후 2번, 1주일 정도 복용.

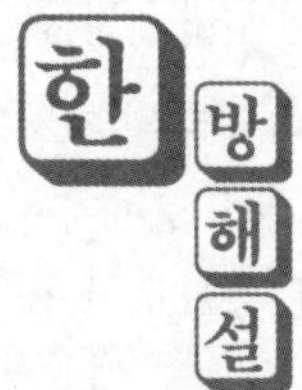

우리가 일상생활에 반찬으로 사용하는 도라지, 즉 길경은 한방에서 기관지 질환에 사용하는 약재 중의 하나이다. 여기에 감초를 가하게 되면 특히 목을 사용하고 성대를 많이 사용하는 직업을 가지고 있는 사람에게 효과를 거둘 수 있다. 또 박하 역시 성대를 트여 주고 목의 염증을 없애 주며 담을 삭게 하는 효능이 있다. 더덕, 즉 사삼도 인후통을 없애 주고 기관지 염증을 없애 주는 약재 중의 하나이다. 이런 약재들은 목이 쉴 때 꾸준히 사용하면 예방 및 치료에 도움을 주게 된다.

목이 쉴 때 모과

감기에 걸리거나, 무리하게 큰 소리를 질러 성대를 혹사한 경우 목소리가 갈라지면서 따끔따끔 아플 때가 있다. 이 경우 가능한 한 목을 쓰지 않고 쉬게 하면서 모과를 이용한 한방요법을 병행하면 쉽게 치유할 수 있다.

■재료
모과 10g, 오미자 5g, 도라지 10g

■만드는 법
모과 10g, 오미자 5g, 도라지 10g을 넣고 물을 부어 충분히 끓인다.

■복용법
하루 두 번 정도 복용.

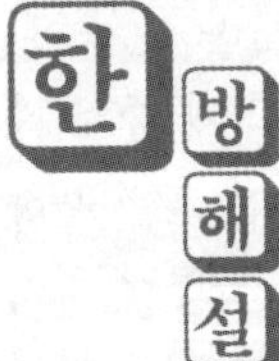

목을 혹사하면 인대가 긴장하여 미세한 경련을 일으키고 목 안이 건조하게 된다. 모과는 근육경련을 진정시키며 소염, 진통의 효과가 있고 오미자와 도라지는 진해·거담 작용과 더불어 습윤하게 해 주므로 목의 쉰 소리를 가라앉힌다.

귀가 어두울 때 산수유

TV나 영화 같은 데서 나이 드신 분들이 귀가 어두워 자식되는 사람이 고함을 지르는 장면을 볼 수 있다. 특히 근래들어 컴퓨터나 카세트로 인한 청소년들의 난청이 증가하고 있다고 한다. 이는 부모, 자식 모두에게 딱한 사정이 아닐 수 없다. 이때 산수유는 구원병 역할을 한다.

■ 재료
산수유 4g, 오미자 4g, 파고지 4g

■ 만드는 법
산수유 4g, 오미자 4g, 파고지 4g을 넣고 물을 충분히 부어 끓인 후, 약한 불로 오랫동안 달인다.

■ 복용법
하루에 한 잔씩 두 번 복용.

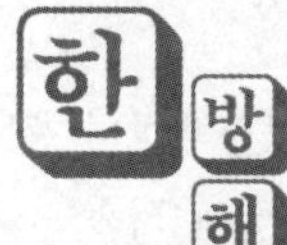

한의학에서는 귀와 콩팥을 깊은 상관관계가 있는 것으로 본다. 나날이 귀가 어두워진다는 것은 콩팥의 기능도 점차 떨어져간다는 의미이므로 이들 기관과 연관있는 산수유, 오미자를 장기 복용하여 증상을 개선시키도록 한다.

귀울림에 만형자탕

평상시에는 잘 느끼지 못하다가 갑자기 귀에서 귀울림 소리가 들리면 귀에 돌이 들어 있는 것 같기도 하고 멍멍한 기분이 든다. 또 사람에 따라서는 앉아있다가 갑자기 일어설 때 귀울림이 특히 심하다고 한다. 귀울림은 신경쇠약으로 인해 오는 경우도 있고 귀에 귀지가 많다든지 몸이 약해질 때도 올 수 있다.

■**재료**
만형자 8g, 황금·방풍·천궁·감초 각 4g, 대추 2알

■**만드는 법**
만형자 8g, 황금·방풍·천궁·감초 각 4g, 대추 2알에 물 1ℓ를 붓고 반으로 줄 때까지 달인다.

■**복용법**
아침·저녁으로 식후에 2회, 10~15일 복용.

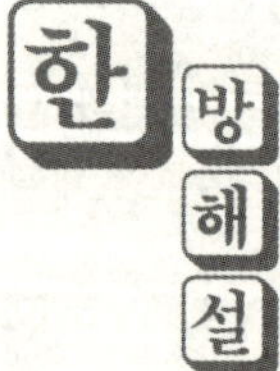

귀울림의 한의학적인 원인으로는 정신적인 과로나 분노로 인해서 인체의 폭열이 두부, 다시 말해 뇌를 공략할 때 나타나고 과로로 인해서 신체가 허약해졌을 때 온다. 이때 사용되는 만형자는 뇌 혈류의 순환을 원활히 소통시켜 두통, 이명증을 치료해 주는 약재이다. 방풍과 황금은 인체에서 형성되는 풍열을 제거시켜 주고 천궁은 인체의 혈액 순환을 개선시켜 줌으로써 뇌 순환을 촉진시켜 두부의 병을 치료해 주는 약재이다.

알레르기성 비염에 소청룡탕

아침에 일어나면 심하게 재채기가 나오고 코가 막히며 기침이 심하게 나와서 고생을 하는 사람이 많다고 한다. 특히 봄, 가을철에 꽃가루가 날리는 시기에는 더욱 심하다고 한다. 알레르기성 비염이 나타날 때는 소청룡탕이 그 증상을 점차 완화시켜 준다.

■**재료**
마황 3g, 계지 3g, 세신 3g, 오미자 3g, 감초 3g

■**만드는 법**
마황 3g, 계지 3g, 세신 3g, 오미자 3g, 감초 3g에 큰 대접으로 물 한 대접을 붓고 30분 정도 달인다.

■**복용법**
아침 · 저녁으로 식후에 2번 복용.

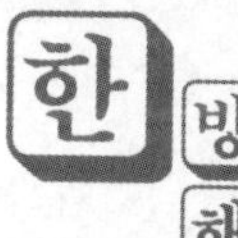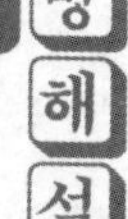

기관지 질환에 사용하는 마황은 기침, 인후염, 비염에 좋은 효과가 있다. 계지 역시 코가 막히고 콧물이 나고 코에 불순물이 생길 때 이를 제거해 주는 작용이 있다. 시중에서 차로 사용하는 오미자는 인후통, 기침, 신열에 많은 효과가 있고 세신 역시 소통에 도움을 주고 기관지염에 사용하는 약재이다. 이 약재들은 꾸준히 사용하면 알레르기성 비염에 좋은 효과를 낼 것이다.

신경성 질환

삼황사심탕

천궁 · 당귀탕 ▣ 향부자산

천궁산 ▣ 대추술

용안육탕

산조인죽 ▣ 오리백숙

귀비탕 ▣ 국화주

참마 · 당귀 ▣ 개심산 ▣ 온담탕

조구등산 ▣ 평심차

도라지탕

감맥대조탕 ▣ 안신탕

산조인탕

신경성 두통에 삼황사심탕

신경이 대체적으로 예민한 사람들 중에 신경성 두통으로 고생을 하는 사람들이 많다. 이러한 사람들은 어떤 일에 조금만 신경을 써도 바로 머리가 아파오는 두통을 느낄 수가 있다. 이때 삼황사심탕이 유효하다.

■재료
 대황 2g, 황금 2g, 황련 2g

■만드는 법
 대황 2g, 황금 2g, 황련 2g에 물 1ℓ를 붓고 끓인다.

■복용법
 공복에 아침·저녁으로 2회 복용.
 1~2주 정도 복용.

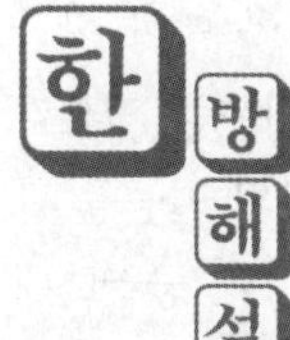

삼황사심탕은 원래 당계신법이라는 의서에 수록되어 있는 것을 동의보감에 옮겨서 기재했다. 찬바람 기운이 장내에 들어오면 소화 기능을 떨어뜨리게 되고 구역질을 나게 하고 두통을 발생시켜 불안감과 초조감을 느끼게 한다. 이럴 때 대황은 열을 식혀 주고 황금은 두통을 없애 주고 황련은 해독시켜 주는 작용이 있어 꾸준히 복용하면 좋은 결과를 나타낸다.

편두통에 천궁·당귀탕

편두통은 환경이 마음에 들지 않거나, 몸에 어떤 변화가 일어나든가 불쾌한 생각이 들었을 때의 거부반응 등의 자기방어본능에 의한 적신호라 할 수 있는데 천궁을 주재료로 한 탕이 효과가 좋다고 한다.

■**재료**
천궁 12g, 당귀 12g, 백지 4g, 감국 2g

■**만드는 법**
천궁 12g, 당귀 12g, 백지 4g, 감국 2g을 넣고 물을 넉넉히 한 대접 부어 반으로 줄 때까지 달인다.

■**복용법**
하루에 두 번 복용.

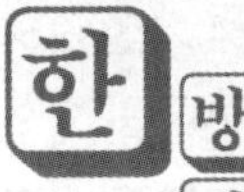

일반적으로 편두통의 원인은 뇌에 있는 동맥이 발작적으로 수축을 일으킨 다음 확장되기 때문인 것으로 알려져 있다. 천궁과 당귀는 간장과 심장의 기능을 활성화시키는데 이로 인해 뇌에 새로운 피를 공급하게 되므로 편두통을 해소하는 데 유효하다.

편두통에 향부자산

　현대를 살아가다 보면 여러 가지 스트레스를 받지 않을 수 없고 특히 평소에 신경이 예민한 분들은 한쪽 머리가 아픈 증상을 호소하는 분들이 많다. 또 일단 발작이 일어나면 손이 저려오면서 시력장애나 현기증을 느끼는 분들도 많다고 한다. 이때 진통제를 복용하게 되면 위를 상하기 쉬울 뿐더러 나중에는 약을 먹지 않으면 오히려 머리의 통증을 더 심하게 느낀다고 한다.

■재료
　향부자 20g, 천궁 10g, 백지 10g
■만드는 법
　향부자 20g, 천궁 10g, 백지 10g의 재료를 곱게 가루낸다.
■복용법
　하루 3번 1티스푼씩 복용.
　4~5일 정도 복용.

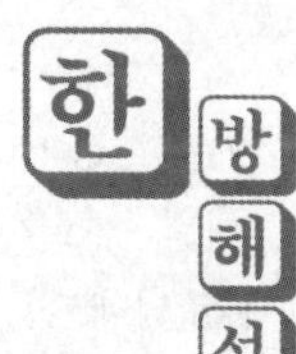

두통을 발생시키는 요인은 대단히 많은데 그 원인은 대체로 뇌 자체의 이상을 제외하고는 내과적인 이유 때문이다. 뇌는 오장육부에 의해 기혈 순환을 이루고 영양분을 공급받기 때문에 내과적 상태와 직결되고, 그래서 치료도 내부장기를 다스리는 방법을 택한다. 대표적인 장기로는 간장과 콩팥, 위장 등을 들 수가 있는데, 간장의 기가 응결되거나 화가 날 때, 콩팥에 진액기운이 떨어질 때, 위장내에 노폐물이 누적될 때 편두통이 잘 발생된다. 이 처방은 스트레스에 의해서 간장의 기가 응결되어 기혈 순환 장애로 인한 편두통에 활용할 수 있다.

편두통에 천궁산

머리가 상쾌하지 못하고 무겁다는 것은 정말 고민스러운 일이다. 신경을 조금만 써도 한 쪽 머리가 아파오는 것이 바로 편두통인데, 머리가 무거우면 일의 능률이 오르지 않고 고통스럽기 마련이다. 특히 편두통은 신경을 쓰면 쓸수록 머리가 아파오는 증세이기 때문에 고생을 하는 사람들이 많다.

■ 재료

감국 3g, 석고 3g, 천궁 3g, 상엽 3g

■ 만드는 법

감국 3g, 석고 3g, 천궁 3g, 상엽 3g에 큰 대접으로 한 대접 물을 붓고 중불에서 반으로 줄 때까지 달인다.

■ 복용법

하루 식후 2번 복용, 4~5일 복용.

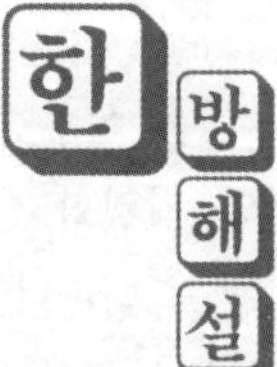

감국은 청량성 해열과 진정 작용이 있어 머리를 맑고 깨끗하게 해 주며 석고는 소화기 계통에 해열·소염 작용을 한다. 천궁은 흥분성 화혈의 조경제로 뇌에 혈액이나 기순환을 잘해 주며 뽕나무잎(상엽)은 혈압을 내리고 나쁜 수분의 배설에 작용한다.

불면증에 대추술

건강한 삶을 산다는 것은 모든 이의 소망일 것이다. 그런데 신경이 예민한 사람들 중에서는 잠을 깊이 이루지 못하는 사람들이 있다고 한다. 늦은 밤까지 잠을 이루지 못하는 자체로도 괴로운 일이지만 이렇게 되면 다음날 일을 하는 데도 많은 지장을 주게 된다.

■ 재료
대추, 소주 1.5 ℓ 1병

■ 만드는 법
1. 씨를 뺀 대추를 프라이팬에 노릇노릇하게 볶는다.
2. 볶은 대추에 소주 1.5 ℓ 를 부은 후 3개월 이상 둔다.

■ 복용법
자기 전에 1잔 정도 복용.

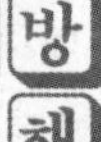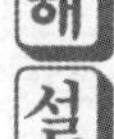

불면증은 크게 후천적 불면증과 선천적 불면증으로 나눌 수 있다. 선천적 불면증은 사람의 체질에 따라 오랜 시일 치료를 요하게 되고 후천적 불면증 또한 각양각색이기 때문에 여러 가지 치료 방법이 있다. 여기에 한방에서는 자율신경을 안정시키는 민간약으로 특별히 대추를 사용하는 경우가 있는데 오랜 동안 복용하면 좋은 효과를 거둘 수 있다.

불면증에 용안육탕

  수면 시간은 일생 중의 1/3을 차지한다. 몸의 건강을 위해서 영양을 골고루 섭취하는 것만큼 충분한 수면을 취하는 것도 중요하다.

■ 재료
  산조인(볶은 것) 10g, 용안육 10g, 백복신 5g, 감초 5g, 대추 5개

■ 만드는 법
  산조인(볶은 것) 10g, 용안육 10g, 백복신 5g, 감초 5g, 대추 5개 등의 재료에 물을 500cc 붓고 20~30분간 달인다.

■ 복용법
  3~7일 동안 잠자기 전에 복용.

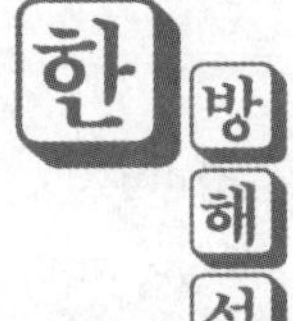

불면증은 과로한 정신적 활동이나 스트레스를 많이 받았을 때 육체적인 활동이나 운동을 이루지 못해서 생기는 마음의 병으로 볼 수 있다. 용안육, 산조인, 백복신은 안심·진심시켜 주며, 감초와 대추는 부드럽게 이완시켜 마음을 편히 해 주는 좋은 약으로 볼 수 있다. 그러나 고혈압을 동반한 열증·실증 환자에게는 사용할 수 없으므로 이러한 때에는 한의사와 상의하는 것이 좋다.

불면증에 산조인죽

우리 인생 중에 많은 부분을 차지하고 있는 수면은 정신적, 육체적 노동 뒤에 푹 취하게 되면 천국이라고 할 수 있는데 그렇지 못한 불면증 환자는 생활의 리듬을 잃게 되고 만다. 산조인죽을 복용하면 이런 증상을 개선할 수 있다.

■재료

산조인(볶아서 가루낸 것) 20g, 찹쌀 불린 것, 소주 1병

■만드는 법

1. 볶아서 가루낸 산조인 20g을 소주 1병에 넣고 약효를 우려내어 거른다.
2. 찹쌀죽을 끓인 뒤에 우러난 술을 붓고 몇 번 끓인다.

■복용법

식전 하루 3번 복용.

산조인은 정신과 질환에 자주 쓰이는 한방약재이다. 동의보감에 의하면 불면 치료와 마음을 안정시키는 효과가 있다고 하는데 이 약재에 찹쌀을 겸하면 정심시키고, 심장의 화를 제거하므로 숙면을 취할 수 있게 된다.

신경쇠약에 오리백숙

일상생활을 바삐 살다 보면 기분이 산만하고 불안을 느끼며 잠도 잘 오지 않고 두통으로 고통을 느끼며 사소한 일에도 깜짝깜짝 놀라는 분들이 많은데, 이런 분들을 위해 오리백숙을 권한다.

■**재료**

오리, 찹쌀 45g, 팥 18g, 율무 9g, 백합 18g, 연자육 36g, 파, 생강, 청주, 기름 약간

■**만드는 법**

1. 오리의 뱃속에 찹쌀 45g, 율무 9g, 백합 18g, 연자육 36g, 파, 생강을 넣고 청주와 기름을 뿌린다.
2. 오리의 배를 꿰맨다.
3. 솥에 오리를 넣고 물 한 대접을 붓고 2시간 30분 정도 삶는다.

■**복용법**

1주일에 한 마리씩 약 4개월 정도 복용.

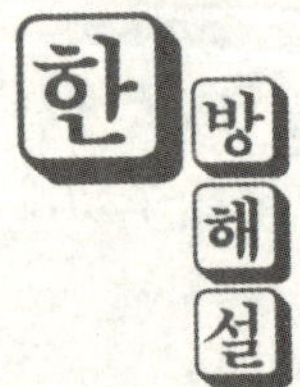

불안하고 초조하고 잠이 안 오고 입맛이 떨어지고 몸이 쇠약해질 때 오리고기를 이용하면 효과를 거둘 수 있다. 오리고기의 약리작용은 수분 대사를 원활히 하고 체력을 보호하는 작용이 있다. 백합 또한 심과 담을 도와 주고 불면을 도와 주는 약리작용이 있다. 연자육은 정심·안심시키고 불면을 치료하는 작용이 있는데 여기에 체력을 보강하고 수분 대사를 원활하게 하는 의이인을 가하면 많은 효과를 보리라 생각된다.

신경쇠약에 귀비탕

속이 상하면 병이 생기게 마련이다. 스스로 자제하려 해도 자꾸 신경이 쓰이고 마음이 편안하지 못한 신경 쇠약 증세에 좋다는 귀비탕을 소개한다.

■재료
복령 3g, 산조인 3g, 용안육 3g, 대추 3알

■만드는 법
복령 3g, 산조인 3g, 용안육 3g, 대추 3알의 재료를 모두 넣고 물을 적당히 부어 30∼40분간 달여 준다.

■복용법
아침·저녁 식후에 한 잔씩 복용.

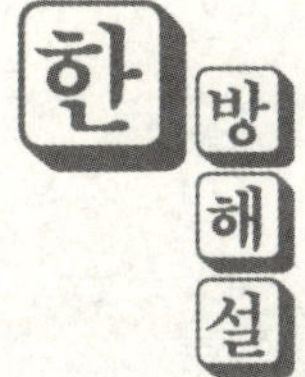

위의 약재는 모두 신경정신 계통에 자주 처방되는 약재인데 특히 용안육, 산조인은 신경을 완만히 하고, 소나무뿌리인 복령은 정신을 안정시키므로 신경쇠약이나 불면증에 효과가 높다고 하겠다.

두통에 국화주

두통에는 원인에 따라 열성, 한성, 혈압성 등 여러 가지가 있는데 원인이 여러 가지인 만큼 그 치료도 여러 가지 방법으로 실시되어야 한다. 한방에서는 이 두통을 치료하기 위해 국화를 사용하는데 이는 국화꽃에 혈압강하작용, 해열작용, 소염작용이 있어 두통, 눈의 충혈 등에 좋은 효과가 있기 때문이다. 아울러 고본을 함께 처방하면 빠른 치유를 볼 수 있다.

■ **재료**
국화꽃 250g, 고본 50g, 설탕 400g, 소주 35도 1.8ℓ 1병

■ **만드는 법**
1. 국화꽃 250g을 깨끗이 씻어 물기가 없도록 하여 썬다.
2. 여기에 고본 50g과 설탕 400g을 넣고 소주 1병을 붓는다.
3. 1개월간 서늘한 곳에서 보관한다.
4. 헝겊으로 걸러낸다.

■ **복용법**
하루 한 잔씩 복용.

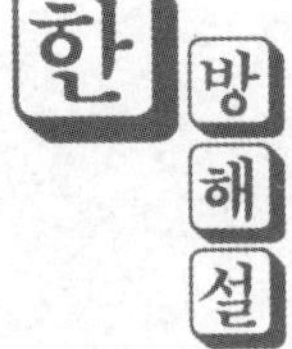

담궈진 국화주는 매일 30~50g씩 마시는 것이 좋으며, 국화를 선택할 때 식용 국화는 농약에 오염되어 있는 것도 있으므로 들국화를 사용하는 것이 좋다. 국화는 한방에서 치통, 진통, 해열의 약재로 긴요하게 쓰이고 있다.

건망증에 참마 · 당귀

아무리 기억력이 좋은 사람이라도 시일이 지나면 기억하지 못하는 것이 있게 마련이다. 그러나 돌아서면 잊어버리는 사람은 정상적인 생활을 영위하기가 곤란하다. 기억력의 감퇴는 진행마비, 노인성 치매 등에 의해 나타나는데 원기를 회복시켜 주는 참마와 당귀를 복용하여 개선시킬 수 있다고 한다.

■재료

참마 · 당귀 각 10g, 계란 1개

■만드는 법

1. 참마 10g은 껍질을 깎은 후 쪄서 으깬다.
2. 당귀 10g에 물 한 대접을 붓고 30분 가량 달인다.
3. 참마 으깬 것과 당귀 달인 물을 함께 넣고 끓인다.
4. 여기에 계란 노른자위를 넣는다.

■복용법

아침 · 저녁으로 하루 2회 복용.

1개월 정도 복용.

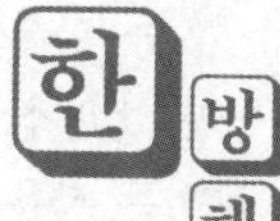

건망증은 지나치게 체력을 소모하여 허리에 힘이 없고 보행장애, 시력불명, 이명 등이 있는 사람에게 일어나기 쉬운 정신질환의 일종이다. 기력을 회복하는 데 참마를 장복하면 좋고, 혈액순환 촉진제인 당귀도 건망증의 보조적 치료제로 쓰인다.

건망증에 개심산

바쁜 현대 생활을 하다 보면 어떠한 사실을 기억 못하고 넘어가는 경우가 종종 있다. 어떤 사실을 들어도 금방 잊게 되는 이러한 증상을 건망증이라고 한다. 이런 건망증이 심한 사람들의 경우에는 중요한 약속까지도 잊기가 쉬워서 생활에 큰 불편을 겪게 된다.

■**재료**
원지 6g, 인삼 6g, 석창포 4g, 백복령 4g

■**만드는 법**
원지 6g, 인삼 6g, 석창포 4g, 백복령 4g에 물 1ℓ를 붓고 30~40분 정도 달인다.

■**복용법**
하루에 세 번 복용. 1개월 정도 복용.

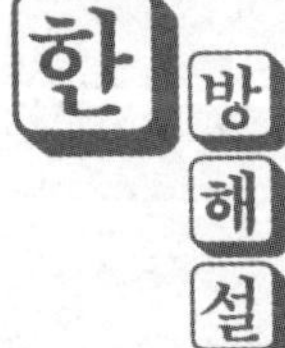

건망증은 뇌의 기억력 감퇴증이다. 원지는 아기풀이라고 하는데 동의보감에 의하면 생각하는 것을 돕고 눈과 귀를 총명하게 해 준다고 한다. 실제로 임상에서도 정신신경과 계통에 많이 쓰는 약재이다. 석창포는 오장을 보해 주고 국유라고 해서 눈, 코, 입 등 아홉 곳의 소통을 잘해 준다. 백복령은 이뇨작용이 있고 심신을 편안히 해 준다. 인삼은 오장육부를 보하는 작용을 한다. 이러한 약재들을 복용하면 건망증 치료는 물론 머리가 총명해진다.

자주 놀랄 때 온담탕

사람이 건강한 삶을 살기 위해서는 우선 마음이 편안해야 한다. 불안하고 초조하거나 소심하게 생활하다 보면 자연히 생활의 활기가 떨어지게 된다. 이러한 분들은 작은 일에도 깜짝깜짝 자주 놀라게 되고 신경이 예민해져서 왠지 불안하고 마음을 편안히 갖기가 어렵다. 자주 놀랄 때 온담탕을 복용하면 좋은 효과를 볼 수 있다.

■ **재료**

반하 · 진피 · 지실 · 죽여 · 대추 각 4g, 감초 2g, 생강 19g

■ **만드는 법**

반하 · 진피 · 지실 · 죽여 · 대추 각 4g, 감초 2g, 생강 19g에 한 대접의 물을 붓고 반으로 줄 때까지 달인다.

■ **복용법**

하루 식후 3번 복용. 10일~1개월 정도 복용.

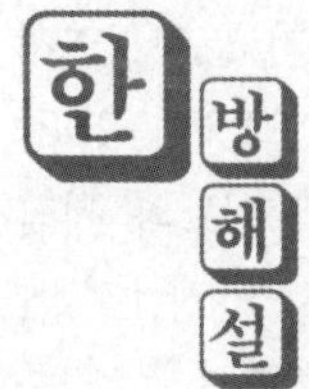

평소에 사물을 대할 때 깜짝깜짝 자주 놀란다든지, 혹은 직장인이 상사와 면담을 신청했을 때 대기 과정에서 긴장되고 흥분되었을 때 이런 증상이 생길 수 있다. 이것은 심담이 허해서 생기는 것을 원인으로 볼 수 있는데 온담탕은 마음을 안정시켜 주고 진정시켜 주는 효능이 있다. 이 증상은 무엇보다도 본인이 안정하고 용기를 갖는 것이 가장 중요하겠고 조속히 치료되지 않을 경우에는 담당 의사에게 문의하여 치료하여야 한다.

신경과민에 조구등산

신경이 예민해서 신경쇠약으로 고생하는 사람들이 많다고 한다. 특히 입시생이 있는 집에서는 더욱 그럴 것이다. 모든 질병의 원인은 마음에서 온다는 말이 있듯이 마음을 편안히 갖는 것이 중요하다고 할 것이다.

■재료
조구등 3g, 백복령 4g, 시호 2g, 감초 1.5g

■만드는 법
조구등 3g, 백복령 4g, 시호 2g, 감초 1.5g에 큰 대접으로 한 대접 물을 붓고 처음 양의 2/3로 줄 때까지 달인다.

■복용법
하루 공복에 2번 복용.
1~2개월 장복.

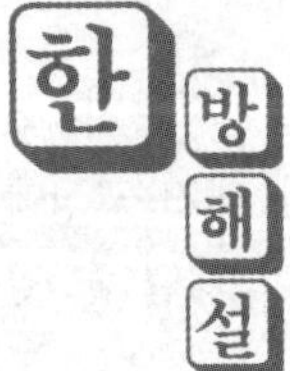

신경과민증에서 조구등은 니코필링과 이소니코필링이라는 두 가지의 알카로이드 성분을 가지고 있으면서 약성은 차다. 주로 해열과 진정·진경 작용이 있다. 백복령은 소나무 뿌리에 나는 균체인데 이뇨와 거담 작용이 있고 시호는 청량성 해열제로서 간장, 심장, 뇌신경의 해열을 돕고 우울한 마음을 명랑하게 해 준다. 감초는 위의 약들을 조화시켜 과민성 증상에 좋은 효과를 보게 한다.

스트레스 해소에 평심차

　요즘은 아침에 눈을 떠서 잠자리에 들기까지 긴장과 스트레스의 연속
이라 할 수 있다. 이럴 때 한약재를 이용한 한방차로 마음을 편안하게
할 수 있다.

■ 재료

　용안육 · 맥문동 · 감초 각 5g, 대추 3개

■ 만드는 법

　용안육 · 맥문동 · 감초 각 5g, 대추 3개 등의 재료에 500cc의 물을
붓고 반이 될 때까지 달인다.

■ 복용법

　수시로 차처럼 복용.
　1주일 이상 장복.

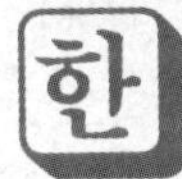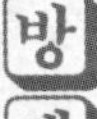

　스트레스는 현대 문명사회가 야기시킨 병적 요소로서
불면증, 노이로제, 건망증, 우울증, 히스테리 유발 등
여러 가지 정신 질환의 요인이 된다. 용안육은 안심 ·
진심시켜 마음을 편안히 해 주고 맥문동은 청폐 · 보
신시켜서 갈증을 없애 주며 정신을 맑게 해 준다. 감
초 · 대추는 오장육부를 보하고 긴장을 풀어 주고 이
완시켜서 정신적인 피로 뿐만 아니라 육체적인 피로
도 함께 풀어 주는 좋은 차이다.

가슴이 답답할 때 도라지탕

　예민하고 소심한 사람들은 사소한 일에도 신경질을 부리고 평소에도 가슴 답답함을 호소하며 항상 우울함을 느낀다고 한다.

■재료
　도라지 20g, 귤껍질 20g, 생강 3쪽

■만드는 법
　도라지 20g, 귤껍질 20g, 생강 3쪽에 물 1ℓ를 붓고 달인다.

■복용법
　1일 3〜5회 복용.

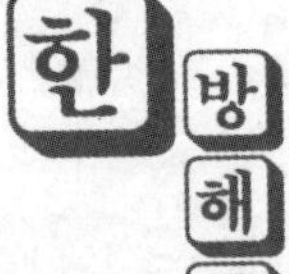

목에 항상 가래가 낀 듯하고 답답한 증상에는 도라지, 귤피, 생강이 좋다. 도라지는 모든 약의 기능을 상승시켜서 가슴의 울기를 열어 주고 귤껍질은 비장과 위를 조화하며 생강은 위와 폐의 기능을 북돋아 준다. 그러므로 가슴이 답답하고 울기가 찬 분은 이 약으로 많은 효과를 볼 수 있다.

우울증에 감맥대조탕

이유 없이 비관에 젖는다든가 불면을 겪기도 하며 매사에 의욕이 없고 그저 아연한 상태로 시간을 보내다가 심하면 혼미한 상태가 되기도 하는 우울증에는 감맥대조탕이 효과가 좋다.

■재료
감초 30g, 엿기름 30g, 대추 7개

■만드는 법
감초 30g, 엿기름 30g, 대추 7개를 넣고 물을 넉넉히 한 대접 부어 반으로 줄 때까지 달인다.

■복용법
하루 2~3번 식후에 복용. 1개월 이상 장복.

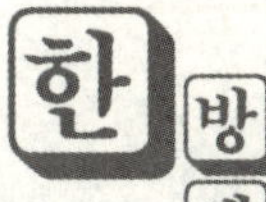

우울증은 주부들에게 많이 나타나는 증세로서 불안·초조·불면까지 초래하며 심해지면 사람을 꺼리게 되기도 한다. 이때 위의 약재의 모든 약성이 정신적 울체를 해소하는 데 많은 도움이 될 것이다.

꿈으로 잠을 설칠 때 안신탕

사람은 푹 숙면을 취해야 건강한 생활을 유지할 수 있다. 하지만 사업 등 여러 가지 고민으로 인해 푹 잠을 못 자거나 긴 시간을 자도 꿈으로 인해 숙면을 취하지 못할 때는 굉장히 피로를 느낄 것이다. 이때 안신탕을 권한다.

■ **재료**
숙지황 · 산약 각 8g, 산조인 · 당귀신 · 백복령 각 4g, 감초 2g

■ **만드는 법**
숙지황 · 산약 각 8g, 산조인 · 당귀신 · 백복령 각 4g, 감초 2g에 큰 대접으로 한 대접의 물을 붓고 반으로 줄 때까지 달인다.

■ **복용법**
하루 2~3번 식후에 복용.
1주일~1개월 정도 복용.

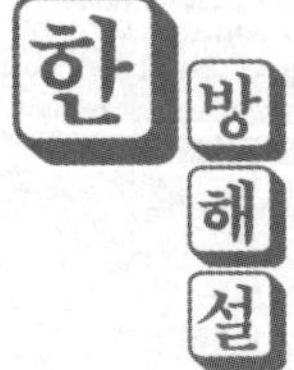

심신이 피로하고 어떠한 일에 몰두해서 지나치게 생각을 많이 한다든지 환절기에 꿈이 잦은 것은 한방에서는 그 원인을 기의 부족에서 찾는다. 숙지황과 당귀는 혈액 순환을 원활히 해 주고 기를 보하는 효능이 있고 산조인과 산약은 정신신경을 맑게 해 주는 효능이 있다. 여기에 충분한 휴식과 영양을 섭취하게 되면 이 증세 치료에 많은 도움을 주리라 본다.

꿈을 많이 꿀 때 산조인탕

밤에 꿈을 많이 꾸게 되면 자고 일어나도 수면을 취한 것 같지 않고 피곤한 경우가 있다. 특히 악몽을 꾸고 나면 온몸에 기운이 빠지면서 식은땀까지 흘리게 된다. 이렇게 꿈을 많이 꾸다 보면 편안하게 숙면을 취하기가 어렵다. 이때 산조인이라는 약재를 사용한 탕약이 좋은 효과를 낸다.

■ 재료
산조인 8g, 맥문동 6g, 지모 6g, 백복령 4g, 천궁 4g, 자감초 1g, 건강 1g

■ 만드는 법
산조인 8g, 맥문동 6g, 지모 6g, 백복령 4g, 천궁 4g, 자감초 1g, 건강 1g에 물 한 대접을 붓고 처음 양의 1/3로 줄 때까지 달인다.

■ 복용법
하루 2~3회 복용. 1개월 정도 복용.

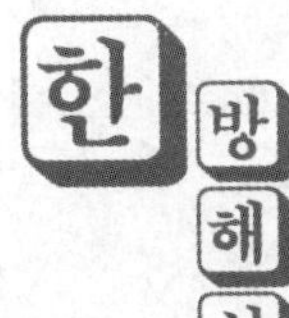

산조인은 정기를 보호해 주고 신경안정에 참 좋은 약이다. 지모도 신경성 열을 풀어 주고 마음을 편안하게 해 준다. 그리고 백복령은 체내의 노폐물 배설을 촉진시키고 싱싱하고 좋은 체액이 유지되도록 조절한다. 천궁은 심기를 편안하게 하면서 진통·진정 작용이 있다. 이러한 약들을 오래 복용하면 잠보다 꿈이 많을 때에 좋은 효과를 볼 수 있다.

비뇨생식기 질환

산수유탕 ▣ 축천산

목통탕 ▣ 비해분청음 ▣ 저령탕

하고초 ▣ 일엽초

갈대뿌리

대금음자 ▣ 유자구이

옥수수 수염 ▣ 상엽과 옥수수 수염

보중익기탕 ▣ 접골목

소변이 자주 마려울 때 산수유탕

어쩐지 소변을 봐도 그다지 시원하지가 않은 경우가 있다. 이러한 경우에는 왠지 개운치가 않고 자주 화장실에 가게 된다. 이렇듯 자주 화장실에 가게 되는 증세에는 산수유탕이 좋다.

■ 재료

산수유 10g, 복분자 6g, 상표초 6g, 산약 8g

■ 만드는 법

산수유 10g, 복분자 6g, 상표초 6g, 산약 8g에 큰 대접으로 한 대접 물을 붓고 중간불로 1시간 정도 달인다.

■ 복용법

하루 2회, 아침 · 저녁 식후에 복용.

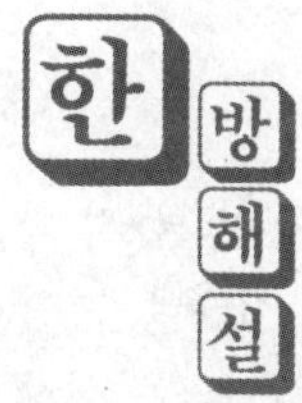

산수유는 하초의 호르몬 생성과 기능을 왕성하게 해 줌은 물론 노인성 빈뇨증에 좋은 효과를 낼 수 있고 복분자는 하초의 기능을 보함은 물론 배뇨 기능을 보한다. 그리고 산약은 오장의 기능을 보함은 물론 근육을 튼튼히 하고 상표초는 보정 강장제로서 콩팥과 방광 기능을 튼튼히 해서 이러한 약들을 오래 복용하면 빈뇨증에 좋은 효과를 볼 수 있다.

소변이 잦을 때 축천산

　정상적인 사람의 경우 하루에 소변을 보는 횟수는 4~5회라고 한다. 그러나 빈뇨증세가 있는 사람들은 화장실을 다녀와도 시원하지가 않고 남들보다 화장실을 자주 가게 된다고 한다. 이러한 빈뇨증세의 원인은 여러 가지가 있겠으나 심리적으로 불안하고 긴장을 해도 그러한 경우가 올 수 있다.

■ 재료
　오약 8g, 익지인 4g, 산약 8g

■ 만드는 법
　오약 8g, 익지인 4g, 산약 8g에 큰 대접으로 물 한 대접을 붓고 처음 양의 1/3이 될 때까지 달인다.

■ 복용법
　하루에 3번 복용, 1~2개월 장복.

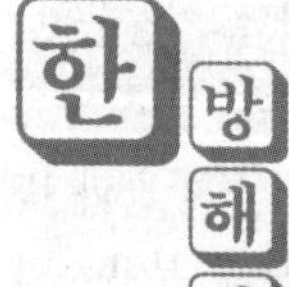

평소에 신경이 과민하다든지 허약한 체질이라든지 방광이 무력한 경우에 소변이 잦은 증세가 나타날 수 있다. 오약은 기를 도와 주는 역할을 하고 산약은 신장의 수기를 원활히 해 주는 작용이 있다. 여기에 익지인 또한 방광 무력을 풀어 주는 효능이 있다. 이러한 약들을 꾸준히 사용하면 이 증세에 효과를 거둘 수 있는데 특히 어린이와 성인을 막론하고 많은 효과를 볼 수 있는 약재이다.

소변이 잘 안 나올 때 목통탕

소변이 모이면 시원하게 소변을 보는 것이 정상이다. 하지만 시원하게 보지 못하고 찔끔찔끔거리고 소변을 봐도 시원치가 않으면 괴로울 것이다. 소변이 잘 안 나올 때 목통탕이 좋다.

■**재료**
목통 8g, 적복령 8g, 차전자 4g, 구맥 4g

■**만드는 법**
목통 8g, 적복령 8g, 차전자 4g, 구맥 4g 등의 재료에 작은 대접으로 한 대접의 물을 붓고 중간불로 30분간 달인다.

■**복용법**
하루 3번 식후 1시간 후에 복용.
1주일~보름 복용.

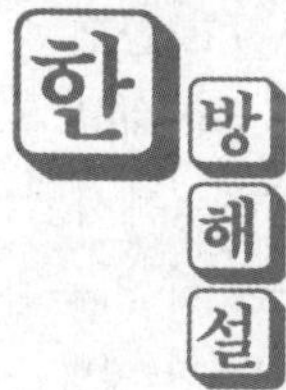

방광내에 불필요한 열이 오랫동안 머물러 있으면 방광의 기능이 저하되고 또 소변이 탁하게 되는 경우가 있고 이로 인해서 방광의 수축과 이완작용이 장애를 받는 수가 있다. 소변을 봐도 시원치가 않고 자주 보는 증상이 나타나게 될 때 목통은 이뇨시켜 주는 작용이 있고 적복령은 방광의 열을 없애 주는 약효가 있으며 또 차전자와 구맥은 이뇨 작용과 함께 소변 분리를 잘 해 주는 약재이다. 그러나 세균성이나 종양으로 인한 증세에는 그에 따른 적절한 처방이 요구된다.

소변이 탁할 때 비해분청음

소변을 시원하게 잘 볼 수 있어야 건강한 상태인데 소변을 원활히 보지 못하면 그만큼 몸 상태가 좋지 않다는 것이다.

■ **재료**
비해 · 석창포 · 오약 · 익지인 · 백복령 각 4g, 감초 2g

■ **만드는 법**
비해 · 석창포 · 오약 · 익지인 · 백복령 각 4g, 감초 2g에 큰 대접으로 물 한 대접을 붓고 반으로 줄 때까지 달인다.

■ **복용법**
하루 공복에 3회 복용, 1개월 정도 복용.

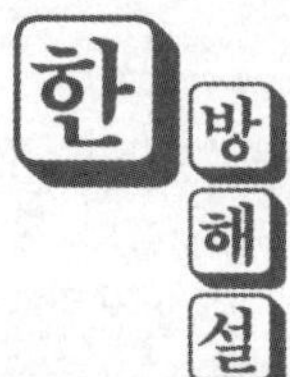

비해분청음은 소변이 탁하게 나오는 증상을 다스리는 처방이다. 약물 중 비해와 석창포는 내부 장기 습열을 제거하고 소변을 맑게 해주는 작용을 가지고 있고 오약과 익지인은 신장과 방광의 찬 기운을 몰아내고 응결된 기운을 풀어 준다. 백복령은 방광에 작용해서 소변을 시원하게 볼 수 있게 해 주고 감초는 약 기운을 부드럽게 작용할 수 있도록 도와 준다. 이러한 처방은 신장과 방광에 습열이 있어서 올 수 있는 소변백탁증상, 즉 소변이 자주 보고 싶은데 잘 나오지 않거나 그 색깔이 쌀뜨물처럼 뿌옇게 나오거나 때로는 풀과 같이 엉긴 물질들이 섞여 나오는 증상을 다스리는 데 그 효과를 볼 수 있다.

요로결석에 저령탕

　　요로결석 환자의 경우 그 통증이 무척이나 심하다고 한다. 요로결석이 있는 사람의 경우는 소변을 잘 보아야 하기 때문에 맥주 등을 섭취하는 경우가 많은데 이보다는 참외, 수박 등 수분이 많은 과일이나 음식물을 섭취하는 것이 도움이 된다고 한다. 또한 이 증상이 있는 분들은 우유, 치즈 등의 섭취는 피하는 것이 좋다.

■재료
　저령·백복령·활석·택사 각 12g
■만드는 법
　저령·백복령·활석·택사 각 12g에 큰 대접으로 한 대접 물을 붓고 20~30분 정도 달인다.
■복용법
　하루 식후 3번, 1개월 정도 복용.

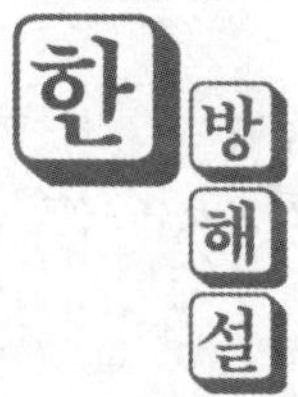

요로에 결석이 생기는 이유 가운데 제일 중요한 것은 우선 오줌으로 배설되어야 할 노폐물들이 체내에 많이 증가된 것을 볼 수 있고 다음으로는 이와 같은 노폐물들이 배설이 안 되고 오히려 요도에 축적됨으로써 돌이 서서히 형성된다고 볼 수 있다. 이와 같이 대사성 노폐물질들의 생성이 증가되고 배설장애가 생기는 이유는 많이 있지만 위장내에 지속적으로 생기는 열성 물질에 의해서도 발생될 수 있다. 이때 위의 열을 제거시켜 주게 되면 노폐물 생성이 억제될 뿐만 아니라 배설기능이 활발해짐으로써 요로결석을 치료하게 된다. 이 처방은 위열과 관련된 요로결석에 활용할 수 있다.

요로결석에 하고초

옛날 미라 속에서도 요로결석이 발견되었다는데 그만큼 요로결석의 역사는 길다. 또한 긴 역사만큼이나 좋다는 약도 많지만 동의보감에서 추천하는 하고초를 소개한다.

■ **재료**
해바라기씨 12g, 하고초 20g, 해금사 12g, 팥 30g

■ **만드는 법**
1. 해바라기씨 12g은 노릇하게 볶는다.
2. 하고초 20g, 해금사 12g, 팥 30g을 넣고 물을 충분히 부어 팥이 퍼질 때까지 달인다.

■ **복용법**
하루 6~7잔씩 3~4일 복용.

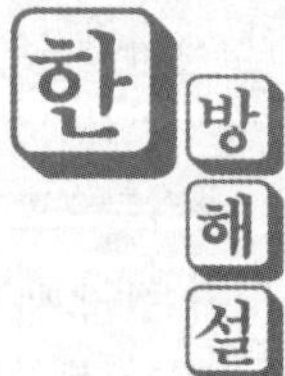

팥은 신장기능을 보호하고 이뇨를 도우며 해금사는 비뇨생식기의 질환에 많이 응용한다. 하고초는 결석을 푸는 데 결정적인 역할을 한다.

방광염에 일엽초

급성방광염은 대장균의 감염에 의한 것이 대부분이며 여성에게 많고 성교 후나 월경전후와 냉증일 때 발병하기 쉽다. 배뇨통이 심할 때는 항생물질의 투여가 필요하다. 그렇지 않을 경우는 이뇨작용이 강한 약재를 차 대신 마시면 상당한 효과를 볼 수 있다.

■ 재료
차전자 4g, 일엽초 10g

■ 만드는 법
물 두 컵 분량에 일엽초 10g, 차전자 4g을 넣고 약한 불에 두 시간 정도 끓인다.

■ 복용법
하루 3~4번 복용.

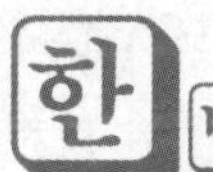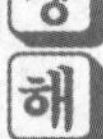

급성방광염은 물을 많이 마셔서 방광의 세균을 씻어 내보내는 것이 좋은 치료방법인데 차전자와 일엽초는 모두 이뇨작용이 강한 약재이므로 방광염에 매우 유효한 처방이라 할 수 있다.

방광염에 갈대뿌리

야생화는 우리 몸에 매우 유익한 것들이 많다고 한다. 여성들이 특히 방광염으로 고생을 하는 경우가 많다고 하는데 갈대뿌리, 민들레뿌리, 찔레꽃뿌리 등을 달여서 복용하면 방광염에 도움을 주고 염증을 치료해 준다고 한다.

■ **재료**

갈대뿌리 10g, 민들레뿌리 10g, 찔레꽃뿌리 10g

■ **만드는 법**

갈대뿌리 10g, 민들레뿌리 10g, 찔레꽃뿌리 10g에 물 1ℓ를 붓고 1/3이 될 때까지 달인다.

■ **복용법**

하루에 3~4회 복용, 15일~2개월 복용.

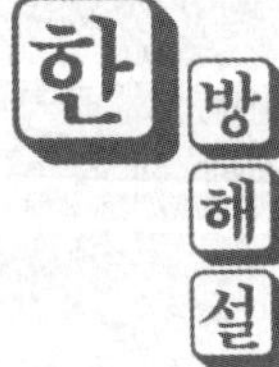

방광염의 발병 증세나 시기에 따라서 크게 급성과 만성으로 분류할 수 있는데 급성은 방광에 습열이 적체된 것이 원인이고 만성은 신장이 약해서 나타나는 증세로 볼 수 있다. 이때 사용되는 갈대뿌리는 노근이라 해서 습열을 제거해 주고 이뇨작용을 하는 약재이다. 또한 민들레뿌리는 한의학에서는 광범위 항생제로 사용되는 약재이다. 즉 방광의 염증을 소염시켜 주는 작용을 하고 찔레꽃뿌리는 방광의 기능을 튼튼히 하면서 이뇨작용을 도와 준다. 이 세 가지 약재는 요로 감염성에 의한 방광염에 사용될 수 있는 약재이다.

숙취에 대금음자

직장생활을 하다 보면 어쩔 수 없이 과음을 하게 되고 과음을 하면 다음날 숙취 때문에 고생을 하게 된다. 아침에 일어나면 복통과 구토를 일으키고 위의 통증을 느낄 때, 물 대신 대금음자를 복용하면 효과가 있다.

■ 재료

진피 12g, 갈근 8g, 생강 3쪽, 후박·감초·창출 각 3g

■ 만드는 법

진피 12g, 갈근 8g, 생강 3쪽, 후박·감초·창출 각 3g에 물 1ℓ를 붓고 중간불로 20분 정도 달인다.

■ 복용법

아침 공복시 물 대신 복용.

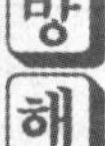

진피는 비장과 위장을 보해 주고 구토를 없애 준다. 갈근은 주독을 풀어 주고 음주 후 갈증을 없애 주며 체액분비를 증진시켜 준다. 그리고 창출은 상초·중초·하초의 체액 조절을 해 주고 비·위장을 역시 보해 준다. 그리고 후박은 소화 건위 정장제이면서 항균 작용이 있다. 여기에 감초는 이와 같은 약의 조화를 돕고 갈근과 함께 주독을 푸는 작용을 한다.

숙취에 유자구이

숙취가 쌓이면 간장에 무리를 주게 된다. 이럴 때 주부들의 지혜가 필요하다. 유자구이로 숙취를 없애는 방법을 소개한다.

■ **재료**

유자 1개, 꿀, 은박지

■ **만드는 법**

1. 유자를 가로로 1/4 정도 잘라 뚜껑을 벗기고 구멍을 만든 후 그 구멍에 꿀을 넣고 뚜껑을 닫는다.
2. 유자를 은박지에 싸서 약한 불로 굽는다.

■ **복용법**

유자 국물과 함께 복용.

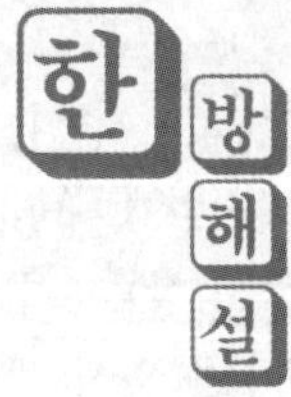

유자의 용도는 차를 만들거나 술로 담그는 등 여러 가지가 있으나 구이를 할 경우 특히 숙취에 주독을 빨리 풀어 준다.

몸이 자주 부을 때 옥수수 수염

일시적인 부종은 별 문제가 없겠으나 특별한 이유 없이 몸이 자주 부을 때는 정말 걱정이 될 것이다. 주로 아침에 일어나면 얼굴이 붓고 전날 피곤했을 때 몸이 붓는 사람들이 많은데, 옥수수 수염이 부기를 가라앉힌다.

■ 재료

옥수수 수염 10g, 지부자 4g, 감초 2g

■ 만드는 법

옥수수 수염 10g, 지부자 4g, 감초 2g에 물 한 대접을 붓고 전체 양의 2/3가 될 때까지 달인다.

■ 복용법

하루에 수시로 차처럼 마신다. 3~15일 정도 복용.

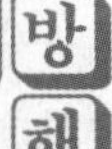

몸이 붓는다는 것은 신장에서 배설 능력이 떨어지기 때문이다. 지부자는 방광의 열독을 풀어 주기 때문에 이뇨효과가 뛰어나다. 옥수수 수염은 이뇨효과가 있을 뿐 아니라 몸 속에 있는 영양분을 끌고 내려오지 않기 때문에 이 두 가지를 복용하게 되면 부종에 좋은 치료약이 된다.

얼굴이 자주 부을 때 상엽과 옥수수 수염

아침에 일어났을 때 몸이 나른하고 얼굴이 부어 있으면 여성분들은 화장도 잘 받지 않고 미관상으로도 보기가 안 좋아 걱정일 때 상엽과 옥수수 수염이 좋다고 한다.

■ 재료
상엽 10g, 옥수수 수염 5g, 복분자 10g

■ 만드는 법
상엽 10g, 옥수수 수염 5g, 복분자 10g에 물 1ℓ를 붓고 10분 정도 달인다.

■ 복용법
아침 · 저녁으로 커피잔 1잔 정도, 2개월 정도 복용.

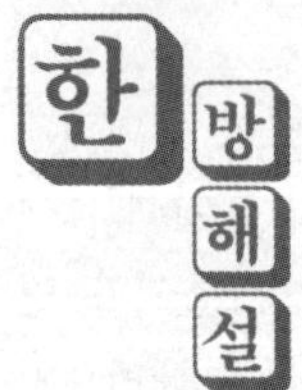

상엽은 대장과 방광에 작용해서 대소변을 원활하게 배출시켜 주고 인체의 신진대사 기능을 활발하게 보강시켜 준다. 복분자는 간장과 신장의 기능을 보강시켜 주면서 고갈되어 있는 인체의 진액을 보충시켜 주는 작용이 있다. 또한 옥수수 수염은 콩팥의 사구체에 작용해서 소변을 여과시키는 기능을 증강시키는 좋은 약재이다. 이러한 약재들은 단순히 소변만 여과시키는 것이 아니라 콩팥의 기능을 보강시키면서 소변을 잘 배출되게 도와 준다.

얼굴이 부을 때 보중익기탕

대개 신장이 나쁘거나 과음을 했을 때 붓는 것은 정상이나 특별한 증상이 없이도 붓는 경우가 있다. 또 아침에 일어나면 얼굴이 부석부석하고 화장도 잘 안 받는 경우는 더욱 속상할 것이다. 얼굴이 부을 때 보중익기탕을 권한다.

■재료

황기 12g, 인삼 12g, 백출 12g, 당귀 8g, 감초 8g, 진피 4g, 승마 4g, 시호 4g

■만드는 법

황기 12g, 인삼 12g, 백출 12g, 당귀 8g, 감초 8g, 진피 4g, 승마 4g, 시호 4g에 물을 한 대접 붓고 약한 불로 처음 양의 1 /3이 될 때까지 달인다.

■복용법

하루 3번, 식간에 복용. 5일 정도 복용.

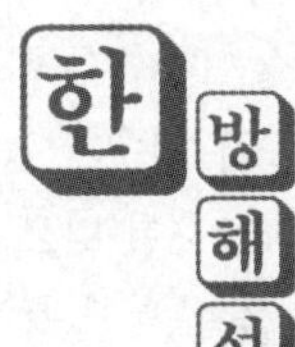

울혈성 신부전, 신장염, 간경변, 저단백혈질 등의 질환이 있을 때는 온몸이 전체적으로 붓는 경우가 있다. 그러나 이러한 질환 없이 온몸이 전체적으로 붓지 않고 얼굴만 붓는 경우가 있는데 이것의 원인은 한의학적으로 폐의 기가 허하거나 비장의 양기가 부족하기 때문인 경우가 많다. 보중익기탕은 폐의 기를 보하며 기를 더하여 양기를 위로 올려 주는 작용을 하기 때문에 이를 치료하는 데 응용할 수 있다. 정확한 진단과 치료를 위해서는 전문의의 진찰을 받아보는 것도 필요하다.

만성 신장병에 접골목

신장이 좋지 않으면 우선, 아침에 일어났을 때 얼굴이 붓고 허리가 뻐근하고 통증이 오게 된다. 특히 서서 일을 하는 사람들에게 이러한 경우가 많아서 고생을 하게 되는데 허리가 아프면 서 있기도 힘들고 행동에도 여러 가지 불편함이 따르게 된다.

■ 재료
붉은팥 10g, 접골목 7g, 택사 7g

■ 만드는 법
붉은팥 10g, 접골목 7g, 택사 7g에 큰 대접으로 물을 한 대접 반 붓고 처음 양의 1/3이 될 때까지 달인다.

■ 복용법
식사 1시간 후에 복용. 1개월 정도 장복.

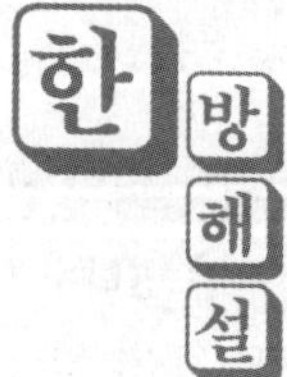

만성 신장염은 심신이 조금만 과로해도 손발이 붓는다든지 또는 몸이 무거운 증상이다. 이때 팥은 단백질, 지방, 사포닌 성분을 가지고 있어 상초·중초·하초에 수분 대사를 원활히 해 주며 아울러 기순환도 잘 해 준다. 접골목 역시 이뇨작용과 소염작용이 있으며 택사는 콩팥 안에 있는 사구체의 기능을 도와서 몸 안에 있는 혈액, 호르몬 그 외의 각종 체액을 끌어다가 정화작용을 해서 맑고 깨끗한 체액조절을 해 준다. 그러므로 만성 신장염에 좋은 효과를 볼 수 있다.

부인과 질환

보혈탕 ▣ 익모초죽

자부환 ▣ 호박탕

계피호박술

독활 · 당귀 ▣ 백출 · 향부자탕

보생탕 ▣ 가물치탕

생리통에 보혈탕

여성들에게 많은 생리통은 심한 경우에는 정상적으로 생활할 수 없을 정도로 커다란 불편을 주는데, 한방 처방 중 보혈탕이 있다.

■**재료**

천궁 10g, 당귀 10g, 홍화 4g, 계지 4g, 도인 4g

■**만드는 법**

천궁 10g, 당귀 10g, 홍화 4g, 계지 4g, 도인 4g에 큰 대접으로 물한 대접을 붓고 중간불로 30~40분 정도 달인다.

■**복용법**

생리중이나 전(하루 2회 공복시)에 복용.

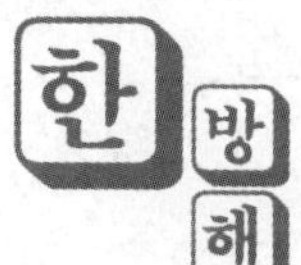

당귀와 천궁은 보혈·활혈시켜 주는 작용이 있어서 자궁내 혈관을 확장시켜 주고 신경중추를 조절해 줌으로써 진통시켜 주는 약재이다. 도인, 홍화, 계지는 통경제로서 자궁내의 불순물을 체외로 원활하게 배출시켜 주는 약재이다. 대체적으로 이런 약재들은 기능적인 원인으로 인한 생리통이 나타날 때 쓰일 수 있다.

생리불순에 익모초죽

일반적으로 월경주기는 개인적으로 차이가 있다. 대개 28~30일형이 많고 드물게 40일 혹은 2~6개월에 한 번씩 있는 경우도 있는데, 이 주기가 너무 빨라지거나 늦어지는 경우, 출혈량·색깔·냄새 등에 이상이 있는 것 모두 생리불순이다. 동의보감에는 익모초를 부인병에 쓰는 좋은 약재로 권한다.

■**재료**
  익모초 50g, 약쑥 50g, 들깨·찹쌀(3~4순가락), 생강, 대추

■**만드는 법**
  1. 익모초 50g과 약쑥 50g을 물에 넣고 삶는다.
  2. 삶은 건더기를 건져내고 그 물에 대추, 생강, 들깨·찹쌀 3~4순가락을 넣고 조청처럼 달인다.

■**복용법**
  하루 3번, 1개월 이상 복용.

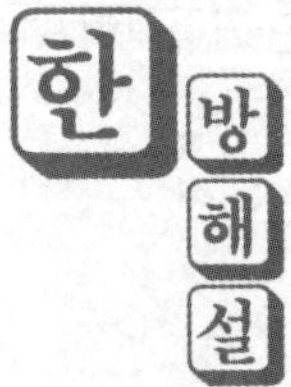

생리불순의 주된 원인은 자궁발육부진인데, 약쑥이 자궁 내벽에 있는 어혈을 풀어 주는 작용을 하기 때문에 좋은 치료 효과가 있다. 익모초나 약쑥의 쓴맛은 생강이나 대추를 넣어 중화시키도록 한다.

생리불순에 자부환

   심한 스트레스나 여러 요인으로 인해 생리가 불순한 여성들이 많은데, 자부환이 좋은 효과를 나타낸다.

■재료
   향부자(좋은 식초나 아이 오줌에 하루 정도 담근 후 깨끗이 말린 것) 30g, 약쑥 15g, 당귀 15g

■만드는 법
   1. 향부자 30g, 약쑥 15g, 당귀 15g을 곱게 분말낸다.
   2. 여기에 꿀을 적당히 넣어서 환을 만든다.

■복용법
   하루 3번, 30~40알씩 복용. 2~3개월 장복.

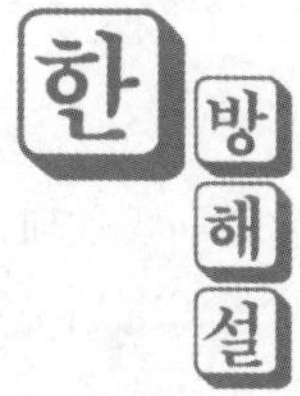

여성의 월경은 아이를 생산하기 위한 자궁 고유의 중요한 생리 기능이지만 이러한 현상이 진행되는 과정에서 여성의 체내에 생리적인 변조가 일어나 복통, 요통, 신경 예민 등의 각종 증상이 나타나기도 한다. 대부분의 여성들에게 조금씩의 불순은 있지만 그 정도가 심하게 되면 병적인 요소로 간주하게 되고 그 원인은 스트레스인 경우가 대부분이다. 즉 과도한 스트레스라든가 신경이 예민한 경우 월경에 관여하는 난포 호르몬과 항체 호르몬 사이의 분비에 있어서 조화가 깨져 월경주기의 이상이나 각종 생리통 등이 발생된다. 이 처방은 스트레스에 의해서 기가 응체되는 월경곤란증이 나타날 때 막힌 기혈을 풀어주어서 순조로운 생리활동을 유지하게 해준다.

산후부종에 호박탕

산욕 초기에는 방광의 감각이 둔하거나 임신 중에 압박되어 있던 요도 부근이 부어 소변이 잘 나오지 않는 때가 많다. 이러한 배뇨이상으로 인한 산후 부종에 호박탕이 잘 듣는다고 한다.

■재료
늙은 호박, 백출, 대추, 더덕

■만드는 법
1. 늙은 호박을 5분의 1 정도만 잘라 껍질을 깐 후 속을 파내고 알맞은 크기로 자른다.
2. 자른 호박과 백출, 대추, 더덕 등의 약재를 넣고 호박이 뭉그러질 때까지 삶는다.

■복용법
한 달 정도 꾸준히 복용.

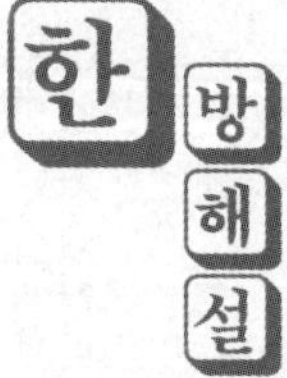

산후 부종은 체액과 전해질의 저류현상으로 오는데 오래 방치해 두면 비만해질 수 있다. 호박은 수분대사를 원활히 하고 백출은 쓸데없는 담음을 제거해 주므로 산후조리에 많이 쓰인다.

산후풍에 계피호박술

여성에게 있어서 산후 몸조리는 나머지 여생을 좌우한다 해도 과언이 아니다. 임신 기간의 영양도 중요하나 출산 후의 보양에 더욱 힘쓸 일이다.

■재료

호박 1통, 누룩, 계피, 찹쌀밥

■만드는 법

1. 호박은 뚜껑을 딴 후 속을 파낸다.
2. 찹쌀과 누룩을 7:3으로 섞고 계피는 그 양의 1/10을 넣는다.
3. 호박 속에 누룩과 계피 찹쌀밥을 넣은 후 물을 자작자작할 때까지 채워 뚜껑을 닫아 따뜻한 아랫목에 3일 이상 발효시킨다.

■복용법

1일 찻잔으로 3회 복용.

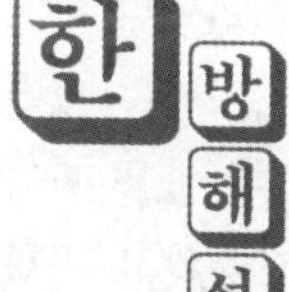

산후풍이란 출산 후 팔, 다리가 쑤시고 시린 증상을 말하는데 몸을 차게 했다거나 힘든 일을 했을 경우, 또는 신진대사가 원활하지 못한 경우에 생긴다. 이때 충분한 휴식과 더불어 계피호박술을 보조요법으로 쓰면 몸조리에 도움이 될 것이다.

산후풍에 독활 · 당귀

여성들은 산후조리가 잘못되면 산후풍으로 고생을 하게 된다. 산후조리가 잘못되어 온몸이 시리고 팔 · 다리가 저리며 쑤신다고 호소하는 분들이 많다.

■**재료**
독활 80g, 당귀 40g, 정종 1ℓ

■**만드는 법**
독활 80g, 당귀 40g, 정종 1ℓ에 물 1ℓ를 붓고 30~40분간 달인다.

■**복용법**
하루에 3번, 3일 정도 복용.

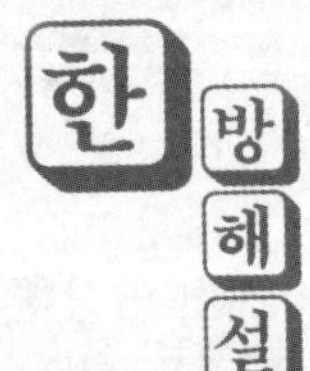

출산 후에 산모가 완전히 회복되기 전 일정기간 동안은 기혈이 다 탈진된 상태에 이르게 된다. 이와 같이 체내에 기혈이 공허하게 되면 풍사가 잘 침범하게 되고 어혈이 생기기 쉽다. 그래서 온몸이 시리거나 아프고 땀이 많이 나서 오한이 나고 어지러움증 등 많은 증상을 나타내게 된다. 한방에서는 산후에 몸을 관리하는 방법으로서 우선 감퇴된 기혈을 보충하고 기혈을 풀어 주며 풍사를 제거시켜 주는 등 세 가지 치료원칙을 세우고 있다. 이 처방은 당귀 · 독활이 혈맥을 잘 통하게 하는 기능을 하면서 위의 세 가지 기본적인 치료내용을 행하는 데 도움을 주게 된다.

입덧이 심할 때 백출·향부자탕

입덧은 대개 6~8주경부터 자연히 나아지는데 그렇지 못하고 날이 갈수록 심해지면 임신부의 정신적 장애를 초래할 뿐만 아니라 위험하게 되는 수가 있다. 이때 백출·향부자탕을 복용하면 증세가 호전된다고 한다.

■ 재료

백출 8g, 향부자 8g, 감초 4g, 생강 3쪽

■ 만드는 법

백출 8g, 향부자 8g, 감초 4g, 생강 3쪽에 물을 1ℓ 정도 붓고 물이 반으로 줄 때까지 달인다.

■ 복용법

입덧이 날 때마다 차 마시듯 복용.

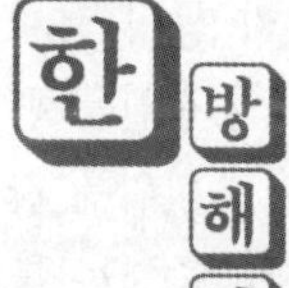

백출은 소화기 계통에 잘 쓰이는 약재로 속을 편안하게 해 주는 효과가 있고, 향부자는 자궁 이상을 다스리는 데 아주 좋은 약재이다. 입덧은 소화기 계통과 자궁계가 연관되어 일어나는 증상인데 위의 두 약재로 탕을 지어 소량씩 마시면 증세가 개선될 수 있다.

입덧에 보생탕

　여성들은 임신을 하면 음식을 잘 먹지 못하고 음식 냄새만 맡아도 메스껍거나 구토가 나는 경우가 있는데 이것을 입덧이라 하고 의학용어로는 '임신오저' 라고 한다. 평소 위·장·간의 기능이 약한 사람이 특히 입덧이 심하다고 하는데, 보생탕이 이 증세에 효과가 있다.

■ 재료

　인삼 8g, 백출 8g, 향부자 8g, 오약 8g, 감초 4g, 생강 3쪽

■ 만드는 법

　인삼 8g, 백출 8g, 향부자 8g, 오약 8g, 감초 4g, 생강 3쪽에 물을 1ℓ 붓고 반으로 줄 때까지 20분 정도 달인다.

■ 복용법

　식혀서 입덧할 때마다 수시로 복용.

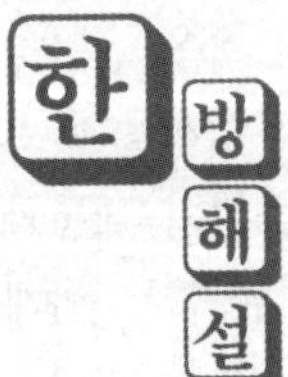

　보생탕은 인삼, 백출, 감초, 향부자, 오약 등의 약재로 구성되어 있는 처방이다. 인삼은 임부의 정신을 편하게 해 주고 태아의 발육을 촉진시켜 주고 비위를 강하게 해서 원기를 돋워 준다. 백출은 안태, 즉 태아를 편안하게 해 주는 으뜸 약재로 한방에서 쓰고 있으며 비위를 튼튼하게 하여 밥맛을 좋게 하고 전신의 권태감을 없애 주는 약재이다. 이런 보생탕을 쓰면 경한 임신오저에는 상당히 효험을 볼 것이다.

산후조리에 가물치탕

옛날 우리 어머니들은 산아제한도 없었을 뿐더러 산후조리도 제대로 하지 못한 경우가 많았다. 분만 후에도 바로 찬물에 기저귀를 빨고 부엌일을 하는 등 무척 고생이 심했다. 그런데도 건강을 유지했던 것으로 보아 남다른 산후조리법이 있었을 것으로 생각된다. 그 중 특히 산후조리에는 가물치가 좋다고 한다.

■재료
가물치 1마리, 녹각 40g, 황기 40g, 당귀 8g, 생강 4쪽

■만드는 법
가물치 1마리, 녹각 40g, 황기 40g, 당귀 8g, 생강 4쪽에 물을 충분히 붓고 8시간 정도 달인다.

■복용법
하루 식후 2번(1마리당 4~5일분).
3~4마리 정도 복용.

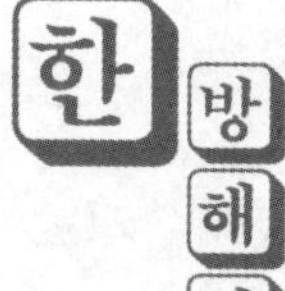

산후에 몸의 기운이 빠지고 팔, 다리에 힘이 없고 또 부종이 생기고 땀이 많이 생길 때 민간약으로 사용하는 가물치는 수분 대사를 원활히 해 주고 기혈을 보해 준다. 여기에 녹각 또한 기력을 보해 주는 작용이 있고 당귀도 피를 생성해 주고 혈을 보하는 작용이 있다. 따라서 이 약재들을 복용하게 되면 산후풍을 예방하고 치료에도 좋은 효과가 있다.

소아과 질환

작약 · 계지탕
계내금 ▣ 상백피
산약 ▣ 마황탕 ▣ 오약탕
산사자 ▣ 작약감초탕
억간산
계지가 용골모려탕

허약체질 어린이 야뇨증에 작약·계지탕

어린이들에게 야뇨증이 있는 경우에는 본인보다도 부모들이 더욱 민감한 반응을 보이기 쉽다. 이 야뇨증의 원인에는 여러 가지가 있는데 심리적으로 불안한 경우에도 올 수 있지만 체질적으로 허약한 어린이에게는 더욱 이러한 경우가 오기 쉽다고 한다.

■ **재료**
작약 6g, 계지 4g, 대추 4알, 감초 2g

■ **만드는 법**
작약 6g, 계지 4g, 대추 4알, 감초 2g에 물 1.5ℓ를 붓고 약한 불로 30분 정도 달인다.

■ **복용법**
하루 2회, 1개월 정도 복용.

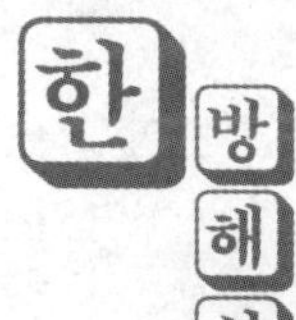

어린아이의 야뇨증은 정신적인 이상 변화 때문에 올 수 있다. 작약과 계지를 섞어서 만든 약은 병적인 현상이라기보다는 아이들의 신경이 너무 예민해지는 것을 예방하면서 혈행 장애를 풀어 주는 약재이기 때문에 엄마들이 긴장을 풀고 자연스럽게 복용을 시키면 신경계 질환으로 이행되는 것을 예방해 주고 더 큰 병으로 진행되지 않도록 하는 데 효과가 있다. 특히 아랫배가 단단하면서 변비 경향이 있고 배가 아프다는 어린아이에게는 산약을 가미해서 써도 좋을 것이다.

어린이 야뇨증에 계내금

소위 오줌싸개라고 하면 밤에 잠을 자는 사이 무의식 중에 오줌을 싸는데 신경질적이거나 낮에 긴장하고 있는 어린이에게서 많이 볼 수 있다. 야뇨증은 80%가 습관성에 의한 것인 만큼 가족 모두가 신경을 써서 조기에 고쳐 주어야 한다.

■ 재료
계내금 4~5개, 익지인 4g

■ 만드는 법
1. 계내금 4~5개와 익지인 4g을 노릇노릇하게 볶는다.
2. 볶은 계내금과 익지인에 한 대접의 물을 부어 반으로 줄 때까지 달인다.

■ 복용법
하루에 세 번, 찻잔으로 한 잔씩 복용.

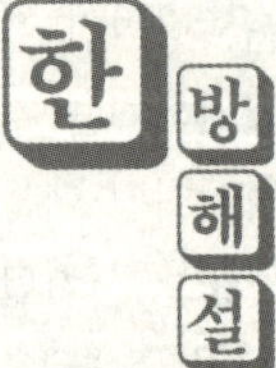

야뇨증은 방광괄약근이 허약해져서 생기는데 이때 닭 모이 안쪽의 노란껍질인 계내금과 익지인을 쓰면 효과를 볼 수 있다. 익지인은 신장의 기운을 북돋아 주며 계내금은 오줌이 무의식중에 새버리는 것을 막아준다.

어린이 급성 기관지염에 상백피

계절이 바뀌거나 감기가 유행하면 신체의 저항력이 약한 어린이들은 유행성 감기와 더불어 세균에 감염되어 급성 기관지염을 앓기 쉽다. 자칫 만성이 되기 쉬운 어린이 급성 기관지염을 빨리 치유시켜 줄 뿐만 아니라 저항력까지 길러 주는 처방으로 상백피 달인 물이 좋다.

■ 재료
상백피 12g, 꿀, 호두 3개, 은행 3~4알

■ 만드는 법
1. 상백피 12g을 꿀에 재운 뒤 볶는다.
2. 위의 재료에 호두 3개, 은행 3~4알을 넣고 물을 부어 달인다.

■ 복용법
아침·저녁으로 한 잔씩 복용.

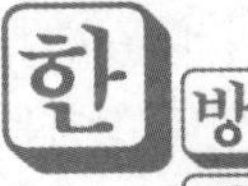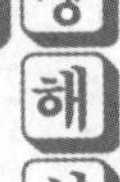

상백피는 뽕나무뿌리의 껍질로서 기침을 멈추는 약재로 쓰인다. 상백피와 함께 은행, 호두, 꿀을 넣으면 진해 효과가 배가되며 어린이들이 먹기에 좋은 약이 된다.

어린이가 이유없이 마를 때 산약

  어린이가 밥을 잘 안 먹으려 하고 매사에 기운이 없으면서 점점 마를 때 어머니의 가슴은 답답하기만 하다. 그렇다고 해서 억지로 밥을 먹일 수는 없는 노릇인데, 이때 산약 처방이 도움이 된다.

■ **재료**
  산약 10g, 구기자 10g, 감초 5g

■ **만드는 법**
  산약 10g, 구기자 10g, 감초 5g의 재료를 넣고 물을 충분히 부어 산약이 풀어질 때까지 달인다.

■ **복용법**
  찻잔으로 반 잔씩 하루 두 번 복용.

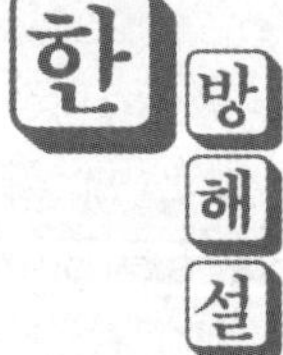

아무런 이유 없이 몸이 마르는 어린이는 몸이 허해 열이 많이 발생함에 따라 체액 소실이 크기 때문이다. 이에 도움이 되는 약재는 산약과 구기자인데 산약은 몸의 허열을 제거해 주며, 구기자는 뼈와 근육을 강화시키는 역할을 한다.

어린이 기관지염에 마황탕

한밤중에 어린이가 열이 나고 가래가 끓으며 쌕쌕거리면 매우 안타까울 것이다. 어린이 기관지염에 마황탕을 권한다.

■ 재료
마황 5g, 행인 5g, 계지 4g, 마초 1.5g

■ 만드는 법
마황 5g, 행인 5g, 계지 4g, 마초 1.5g에 물 1ℓ를 붓고 2/3 정도 될 때까지 달인다.

■ 복용법
1일 2~3회, 2~3일 정도 복용.

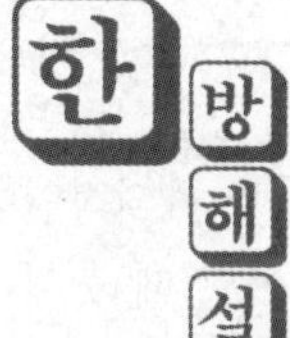

환절기에는 소아 급·만성 기관지염이 많이 유행한다. 일반적으로 민간요법으로는 마황탕을 많이 사용하고 있다. 마황은 발한·진해·진정 작용을 하고 행인은 폐 기능을 원활하게 하는 작용을 하므로 마황과 행인을 복합적으로 사용하면 많은 효과를 거둘 수 있다. 마황은 피부색이 흰 아이에게는 소량을 쓰는 것이 좋다.

어린아이가 자주 토할 때 오약탕

갓난아이가 우유를 잘못 먹고 토하고 설사할 때 대개의 젊은 어머니들은 당황하기 마련인데 이럴 때 옛부터 내려온 오약탕을 먹이면 호전된다고 한다.

■ 재료
백출 10g, 오약 4g, 정향 2g

■ 만드는 법
백출 10g, 오약 4g, 정향 2g을 넣고 두 대접의 물을 넣어 약 30분간 달인다.

■ 복용법
하루 두 번씩 이틀간 복용.

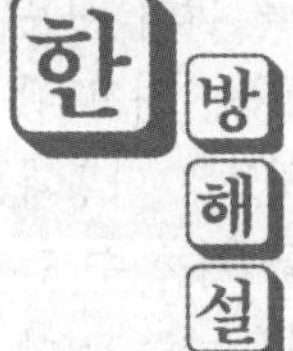

백출은 허약한 비위를 보강시켜 식욕을 증진시키며 아울러 설사·구토를 멈추게 하는 데 매우 효과적인 약재이다. 오약은 인체의 기가 원활하지 못할 때 풀어주는 역할을 하며, 향기로운 정향은 피를 잘 돌게 하여 냉증으로 인한 복통에 좋다.

어린이 식욕 부진에 산사자

아이들이 감기에 자주 걸리고 식욕이 없어 하는 것은 위장에 체증기가 있기 때문일 경우가 많다. 음식을 잘못 먹으면 저항력이 떨어지게 되고 각종 어린이 질환에 시달리게 되는 셈이다. 이 경우 체증을 내려 주는 산사자를 쓰면 좋다고 한다.

■ 재료
산사자·백출·맥아(엿기름) 각 12g

■ 만드는 법
산사자·백출·맥아 각 12g에 물 한 사발을 붓고 1시간 정도 달인다.

■ 복용법
한 달 정도 장복.

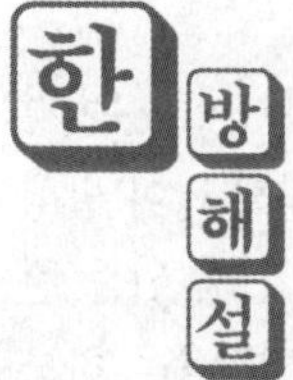

백출은 약성이 달고 발한을 도우며 습기를 제거하여 속을 편하게 해 준다. 산사자는 고기를 먹고 체했을 때 좋으며 헛배 부른 증상을 해소해 준다. 맥아는 소화촉진작용을 하며 아울러 혈액 순환을 돕는다. 이 세 약재를 달여 먹으면 체증이 내려감은 물론 식욕이 왕성해진다.

경기 있는 어린이에게 작약감초탕

야심한 밤에 자다가 아이가 경기를 하면 무척 놀라고 당황하게 된다. 아이의 경기는 증세가 여러 가지 있지만 성격이 급해서, 자기 성질에 못 이겨서 깜짝깜짝 놀라는 경우도 많다. 이때 작약과 자감초를 섞어 달인 작약감초탕을 쓰면 효력이 있다.

■ **재료**
백작약 16g, 자감초 8g, 청피 4g, 조구등 4g, 목과 4g

■ **만드는 법**
백작약 16g, 자감초 8g, 청피 4g, 조구등 4g, 목과 4g에 물 1ℓ를 붓고 30~40분 정도 달인다.

■ **복용법**
하루에 수시로 복용, 2~3일 복용.

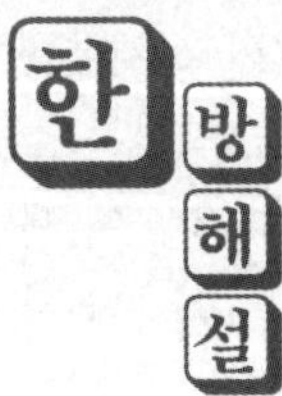

소아 경기는 놀랐거나 자기 성질에 못 이겨서 오는 경우도 있고 감기나 소화불량증의 고열로 인해 많이 발생한다. 작약은 진정작용, 지사작용을 하고 간과 위를 편안하게 한다. 자감초 역시 진정작용과 해열작용을 하므로 소아경기에 많이 활용할 수 있다. 여기에 목과, 조구등, 청피를 가하면 더욱 효과를 배가할 수 있다.

어린이가 밤에 보챌 때 억간산

밤에 잠을 자다가 특별한 이유도 없이 아이가 보챌 때면 부모의 마음은 매우 안타깝고 초조할 것이다. 이처럼 아이가 밤에 보채고 우는 이유는 여러 가지가 있겠으나 신경이 예민해서 소심하고 신경질적인 경우가 많다.

■ **재료**
당귀 · 조구등 · 천궁 각 3g, 백출 · 백복령 각 4g, 시호 2g, 감초 1.5g

■ **만드는 법**
당귀 · 조구등 · 천궁 각 3g, 백출 · 백복령 각 4g, 시호 2g, 감초 1.5g에 한 대접 물을 붓고 중불로 30분 정도 달인다.

■ **복용법**
하루 4~5번 수시로 복용. 1주일 정도 복용.

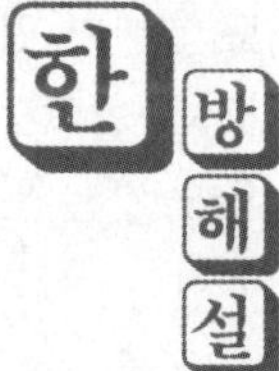

밤에 아이가 보채는 경우 여러 가지 원인이 있을 수 있지만 그 중 소화불량과 정서불안의 경우에 이러한 처방을 쓸 수 있다. 여기서 당귀는 보혈과 혈액을 맑고 깨끗하게 유지해 주고 백출은 소화액 분비를 왕성하게 해 주며 조구등과 시호는 해열 · 진정 작용이 있다. 그리고 천궁은 기와 혈액이 울체된 것을 잘 소통하게 해 준다. 이러한 약들은 혈액기 순환, 소화기 계통에 유효하므로 몸과 마음이 한층 편해진다.

어린이가 밤에 울 때 계지가 용골모려탕

사람은 낮에 노동으로 지친 몸을 밤에 충분한 수면으로 재충전해야 하는데 이때 우는 어린아이가 있으면 요원한 일이다. 밤에 자꾸 울어대는 아이를 편안히 자게 한다는 계지가 용골모려탕을 소개한다.

■**재료**
계지 3g, 용골 3g, 모려 3g, 작약 3g, 대추 3~4알

■**만드는 법**
계지·용골·모려·작약 각 3g, 대추 3~4알을 넣고 물을 넉넉히 부어 달인다.

■**복용법**
하루 세 번씩 2~3일 정도 복용.

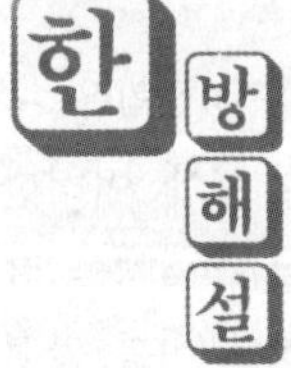

계지가 용골모려탕은 신경불안 등의 증세에 종래부터 처방되어 왔는데 어린아이가 자주 울 때도 효과가 있다. 특히 모려의 주성분은 캐라틴으로 신경을 안정시키는 데 큰 도움을 준다. 그러나 장기복용할 경우 소화성 장애를 일으킬 수 있으므로 주의해야 한다.

치 과

궁지산
익지인 · 감초
호도
형개탕
생지황 ▣ 오배자탕

구취에 궁지산

　사람이 사람을 만나지 않고는 도저히 생활해 나갈 수 없을 것이다. 그리고 사람을 만나면 우선 대화를 하게 되는데 이때 입에서 냄새가 난다면 본인은 물론이고 상대방까지 괴롭게 된다. 이렇게 되면 자연적으로 사람 만나는 것을 꺼리게 될 것이다. 이 구취의 원인은 여러 가지가 있겠으나 장에서 음식 찌꺼기가 썩어서 위로 올라오면서 입에서 악취가 나게 된다고 한다.

■ 재료
　천궁 · 백지 · 대황 각 30g

■ 만드는 법
　천궁 · 백지 · 대황 각 30g을 빻아서 곱게 분말을 낸다.

■ 복용법
　하루 3번 식후에 5g씩 복용. 3개월 정도 장복.

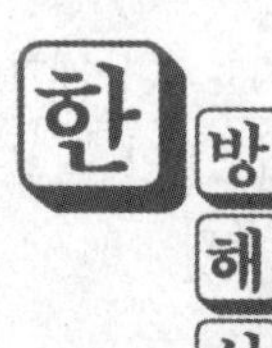

　구취가 심한 사람은 대개가 밀가루나 설탕, 육류 등을 지나치게 섭취했기 때문이다. 이렇게 되면 대 · 소장의 신경과 근육에 긴장이 되고 활성도가 떨어짐으로 해서 가스가 많이 차게 된다. 이 가스는 열을 동반하고 동시에 역상되어 올라와 입에서 냄새가 나게 되고 기관지까지 들어가서 숨쉴 때마다 악취가 나게 된다. 대황, 백지, 천궁은 연동작용을 해서 가스를 장 밖으로 내보내는 효과가 크다. 이때 당근, 시금치 생즙을 내서 복용하면 더욱 활성도가 높아져서 좋은 효과를 볼 수 있다.

구취에 익지인 · 감초

사람이 생활하는 데 있어 서로 의미를 전달하는 말을 한다는 것은 상당히 중요한 일이다. 그런데 말을 할 때 입에서 냄새가 난다면 본인도 괴롭고 상대방에게 불쾌감을 줄 수 있다.

■ **재료**
익지인 10g, 감초 20g

■ **만드는 법**
익지인 10g을 프라이팬에 볶다가 감초 20g을 넣고 같이 노릇노릇할 때까지 볶은 후 분말을 낸다.

■ **사용법**
칫솔에 치약을 바르고 그 위에 분말을 발라서 사용한다.

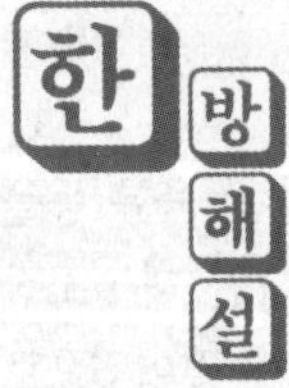

구취에는 여러 가지 원인이 있는데 화해하고 해독하는 감초를 사용하면 구취에 많은 효과를 얻을 수 있다. 여기에 구토를 방지하는 익지인을 사용하면 효과가 배가된다. 그러나 익지인은 반드시 볶아서 사용해야 하고 장복할 경우는 전문의에게 상의하는 것이 좋다.

치통에 호도

건강한 치아는 오복 중의 하나라고 할 만큼 예로부터 귀히 여겼다. 동의보감에도 함수방이라 하여 양치질할 때 쓰는 처방이 많이 나와 있는데 그 중에서도 치통을 완화시키는 방법을 소개한다.

■재료

호도, 목향분말 1스푼, 백지분말 1스푼

■만드는 법

잘게 부순 호도를 베보자기에 싸서 찜통에 찐 다음 기름을 짜 낸다. 목향·백지 분말을 호도기름에 갠다.

■사용법

아픈 부위에 바르거나 잠시 물고 있는다.

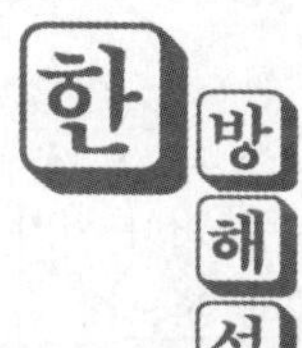

여러 가지 통증 중에서 치통만큼 눈물나는 것도 없다고 할 정도로 참기 힘든데 이때 목향과 백지는 모두 통증을 멎게 하는 약성을 가지고 있으며 호도 속의 탄닌성분도 치통에 효과적이므로 이 방법을 쓰면 임시 변통할 수 있다.

풍치에 형개탕

이가 튼튼해도 풍치가 있으면 고생을 많이 하게 되고 보통 이러한 경우 얼음물을 사용하게 되는데 이런 방법은 일시적일 뿐이지 별로 효과가 없다고 한다.

■**재료**
형개 8g, 천초 7g, 소금 약간

■**만드는 법**
1. 소금을 냄비에 볶는다.
2. 여기에 형개 8g, 천초 7g과 물을 한 대접 반 정도 붓고 20분 정도 달인다.

■**사용법**
따뜻할 때 머금고 있다가 차가워지면 뱉는다.
1개월 정도 사용.

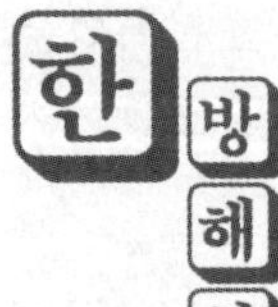

이 처방은 위장에 열이 많은 사람이 피곤하거나 차가운 기운을 만나게 되어서 발생하는 풍치에 좋은데 위장의 열을 내려주고 잇몸에 형성된 나쁜 물질을 제거시켜 줌으로써 치료하게 된다. 형개는 얼굴에 형성된 풍열을 제거시켜 주고 천초는 차가운 기운을 몰아내면서 치통을 몰아내게 되는데 소금과 함께 쓰면 상당히 효과적이다. 따라서 이 처방은 간단하지만 위장에 열이 많은 사람에게 발생하는 풍치에 효과적이다.

잇몸이 붓고 피가 날 때 생지황

이가 들뜨는 것 같은 느낌이나 꽉 물면 시큰하고 아픈 고통은 말로 형언하기 힘들 정도라고 한다. 옛 우리 조상들은 이런 증상에 생지황을 처방했다.

■ 재료
생지황 20g, 황련 4g, 치자 4g

■ 만드는 법
생지황 20g, 황련 4g, 치자 4g 등의 재료를 넣고 물을 충분히 부어 30분 이상 은근한 불에 달인다.

■ 복용법
하루 두 번 찻잔으로 한 잔씩 복용.

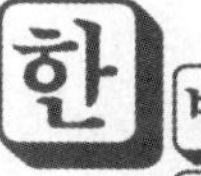
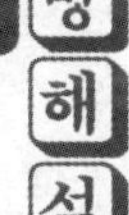

생지황은 염증성 질환으로 인한 부종이나 염증을 소실시키는 청혈·해독 작용이 탁월한 약재이다. 여기에 식물성 항생제라 불리우는 황련과 배농·해독·소염 작용이 있는 치자를 합방해서 쓰면 잇몸 질환을 퇴치할 수 있다.

잇몸이 부을 때 오배자탕

피곤하면 잇몸이 많이 붓는 경우가 있다. 잇몸이 약하거나 충치가 있는 경우에도 잇몸이 붓는 것을 볼 수 있는데 피곤하면 열이 위로 올라와서 잇몸이 붓는 경우도 있다고 한다.

■ 재료
적소두 4g, 흑두 4g, 지골피 4g, 고본 4g, 오배자 2g, 감초 1g

■ 만드는 법
적소두 4g, 흑두 4g, 지골피 4g, 고본 4g, 오배자 2g, 감초 1g에 큰 대접으로 물 한 대접을 붓고 반으로 줄 때까지 달인다.

■ 복용법
따뜻할 때 입에 머금고 있다가 차가워지면 뱉는다.
1주일~10일 정도 사용.

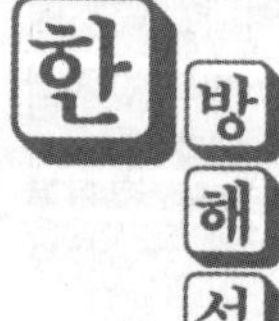

잇몸이 붓고 통증이 생기게 되면 그 주위에 염증이 오게 되고 치아에 큰 타격을 받게 된다. 붉은팥과 검은콩은 해독시켜 주고 해열하는 작용이 있기 때문에 이 증세에 사용할 수 있는 민간약재이다. 여기에 지골피는 소염시켜 주는 작용이 있고 또 입 주위의 불순물을 제거해 주는 역할을 한다. 오배자 역시 수렴작용이 있기 때문에 염증 부위의 해독을 빨리 완화시켜 주므로 꾸준히 사용하면 좋은 효과가 있다.

안 과

명목탕

황련탕 ▣ 결명자

맥황탕 ▣ 석결명 ▣ 갈명탕

시호탕 ▣ 가미사물탕

시력저하에 명목탕

요즘 TV나 오락기의 보급으로 안경을 낀 학생들이 많다. 심지어는 유치원 어린이들까지도 안경을 끼는 어린이가 많은데 시력저하에는 명목탕이 좋다.

■재료

석결명 4g, 목적 4g, 오미자 3g, 청상자 2g(약간 볶은 것), 감초 2g

■만드는 법

석결명 4g, 목적 4g, 오미자 3g, 청상자 2g(약간 볶은 것), 감초 2g에 물 한 대접을 붓고 중간불로 반으로 줄 때까지 달인다.

■복용법

하루 식후에 2번 복용. 10일~20일 복용.

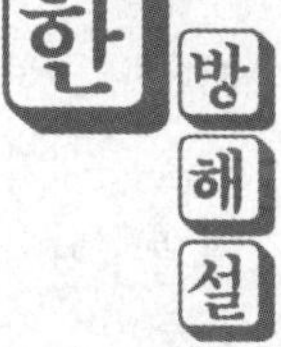

이목구비 중에 눈은 간장과 밀접한 관계가 있다. 간장 기능이 저하되면 몸에 피로가 오고 눈의 시력이 약해진다. 이 경우 석결명은 간장의 피로 회복을 돕고 눈을 밝게 해 주는 효능이 있고 오미자는 오장을 보하는 역할을 한다. 여기에 목적과 청상자는 눈을 밝게 해 주고 또 눈을 보호하는 효능이 있다. 이 증세에는 무엇보다도 과로를 피하고 절대 안정이 필요하며 특히 직사광선을 피하는 것이 좋다.

백내장에 황련탕

　백내장은 수술을 받고 치료를 받아도 재발이 잘 되고 치료가 어려운 병이다. 이 증세에 황련탕을 권한다.

■ 재료
　청목향 4g, 황금 4g, 황련 4g

■ 만드는 법
　청목향 4g, 황금 4g, 황련 4g에 큰 대접으로 한 대접 물을 붓고 중간 불로 30분 정도 달인다.

■ 복용법
　하루에 차 마시듯이 수시로 복용.
　5~6개월 정도 장복.

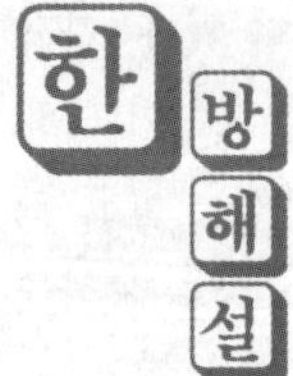

시신경과 안근에 영양이 결핍되면 수정체 위를 덮고 있는 엷은 막이 불투명해지는 것을 백내장이라고 한다. 이때 외과적인 수술로는 항구적인 효과를 기대할 수 없다. 이럴 경우 황련탕을 복용하면 간에 울혈되어 있는 열을 제거해 주고 여기에 당근즙을 곁들이면 당근 속의 비타민A와 기타 여러 성분들이 간장을 정화시켜 주는 작용이 있기 때문에 시력회복에 아주 훌륭한 효과가 있다.

밤눈이 어두울 때 결명자

  날이 어두워지면 겁이 나는 사람이 있다. 바로 밤눈이 어두운 사람인데 걸핏하면 돌부리에 걸려 넘어지기도 하고 사람을 잘 못 알아본다. 결명자는 이들에게 여명의 눈동자와 같다고 한다.

■ 재료
  쇠간 50g, 결명자 12g, 구기자 12g

■ 만드는 법
  1. 쇠간 50g을 적당한 크기로 자른다.
  2. 잘라 놓은 간과 결명자 12g, 구기자 12g을 넣고 물을 부어 간이 익을 때까지 달인다.

■ 복용법
  하루 두 번 한 컵씩 1주일 정도 복용.

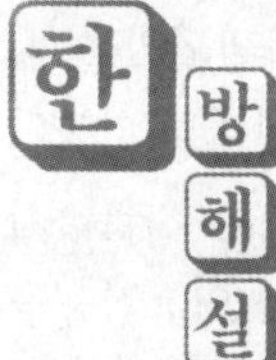

야맹증은 비타민A가 부족해서 생기는 증상으로 특히 유아시절에 젖을 충분히 먹지 못했을 경우 이런 현상이 나타나는데 심해지면 눈이 건조해지고 눈빛이 흐리게 된다. 쇠간, 결명자, 구기자는 눈을 밝게 해 주는 약성을 가진 약재들이므로 야맹증에 좋다.

눈이 충혈될 때 맥황탕

신경을 많이 쓰고 피곤할 때면 눈이 빨갛게 충혈되는 경우가 많다. 특히 바람이 많이 부는 경우 눈의 충혈이 심해질 수 있는데 이런 때는 맥황탕이 좋다.

■재료
차전자·맥문동·생지황·천궁 각 11g

■만드는 법
차전자·맥문동·생지황·천궁 각 11g에 큰 대접으로 한 대접 물을 붓고 2/3가 될 때까지 달인다.

■복용법
하루에 식후 3회, 15일 정도 복용.

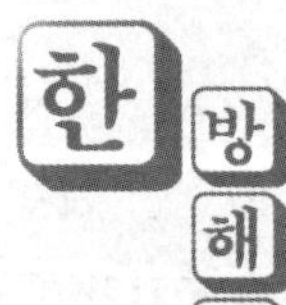

안구 충혈의 원인은 크게 외적으로는 어떤 세균감염에 의해서 안구의 각막 결막에 염증이 유발되었을 때와 내적으로는 정신적·육체적 과로로 인해서 간장이 피로해지고 간에 폭열이 형성되어 안구를 자극하기 때문에 나타난다고 볼 수 있다. 차전자는 이뇨작용을 통해 간 기능을 보좌해 주고 또한 간에서 생성되는 폭열의 형성을 억제시켜 주는 작용이 있다. 맥문동은 폐를 보강시켜 간기능을 조절하고 생지황과 천궁은 피를 맑게 해 주고 모세혈관을 확장시켜 소염·진통 효과가 있다.

눈이 피로할 때 석결명

  눈은 사람의 원기와 간과 밀접한 관계가 있다고 한다. 야간 운전자나 수험생 등이 갑자기 눈이 시리고 침침하며 눈물이 날 때 시야를 시원하게 해주는 석결명을 소개한다.

■ 재료
  석결명 4g, 황련 4g, 황금 4g

■ 만드는 법
  석결명 4g, 황련 4g, 황금 4g을 넣고 물을 충분히 부어 달인다.

■ 복용법
  겨자빛으로 노랗게 우러난 물을 하루에 두 번 식후에 복용.

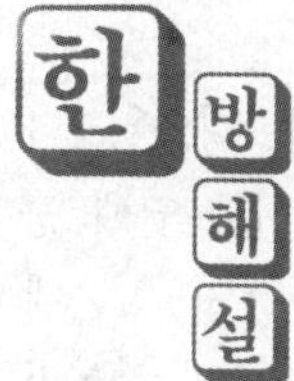

시력이 떨어지고 눈이 피로할 때 간장을 보호하며 두통을 해소하고 눈을 밝게 하는 약성을 가진 석결명과 눈의 열을 다스리는 황금과 황련을 복용하면 효과가 있다.

황사로 인한 눈병에 갈명탕

봄철이 되면 중국에서 불어오는 황사현상으로 인해 눈병이 생기기 쉽다. 눈병이 생기면 눈이 침침하고 핏발이 서고 눈꼽도 끼어서 괴로울 때 갈명탕이 좋다.

■재료

갈근 10g, 결명자 10g, 감초 4g

■만드는 법

갈근 10g, 결명자 10g, 감초 4g 등의 재료에 큰 대접으로 물 한 대접을 붓고 중간불로 30~40분 정도 달인다.

■복용법

아침·저녁으로 하루 2번 복용. 10일 정도 복용.

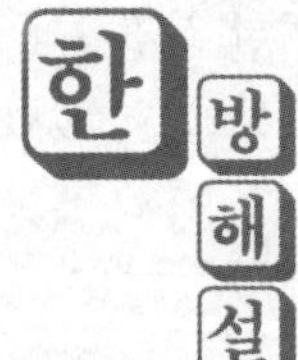

눈병이 나면 굉장히 가렵고 찜찜하고 괴롭다. 우리나라는 봄·가을에 중국에서 날아오는 황사로 인해 눈병이 많이 발생된다. 이때 갈명탕을 사용할 수 있는데 갈근과 감초는 해독작용이 아주 좋은 약 중의 약이라고 할 수 있다. 결명자는 안과 질환은 물론 간을 보호하고 눈을 맑고 총명하게 해 주므로 황사현상으로 인한 눈병에 사용하면 좋은 효과가 있다.

TV 시청으로 인한 어린이 가성근시에 시호탕

책, TV 등을 가까이서 오랫동안 보고 있으면 수정체가 부풀어올라 근시와 같은 상태가 되는데 이를 가성근시라 한다. 한방요법으로 시호탕을 쓰면 시력이 다시 좋아질 수 있으며 망막의 변성도 막아 준다고 한다.

■재료

시호 7g, 반하 5g, 생강 4g, 대추·감초 각 3g

■만드는 법

1. 시호 7g, 반하 5g, 생강 4g, 대추·감초 각 3g을 넣는다.
2. 물을 한 대접 정도 붓고 약한 불에 달인다.

■복용법

하루 3회 2~3주 정도 복용.

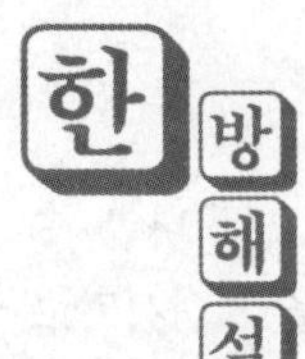

이 처방은 허약한 체질의 어린이가 장시간의 독서나 TV 시청 등으로 눈을 혹사시켜서 발생하게 된 가성근시의 초기에 이용하면 효과가 뛰어나다.

가성근시에 가미사물탕

먼 곳에 있는 글씨나 물체가 정확히 보이지 않는 것이 바로 가성근시이다. 이 가성근시는 수험생이나 책을 많이 보는 사람들에게 주로 많다고 한다. 조명이 밝지 못한 곳에서 가까운 글씨나 책 등을 오래 보다 보면 어느날 갑자기 먼 곳에 있는 물체가 잘 안 보이는 시력저하가 오게 된다. 이 증세에는 가미사물탕이 좋다.

■ **재료**
숙지황 8g, 초결명 8g, 백작약 4g, 천궁 4g, 당귀 4g

■ **만드는 법**
숙지황 8g, 초결명 8g, 백작약 4g, 천궁 4g, 당귀 4g에 큰 대접으로 물을 한 대접 붓고 중간불로 30분 정도 달인다.

■ **복용법**
하루에 식후 2번, 1개월 이상 장복.

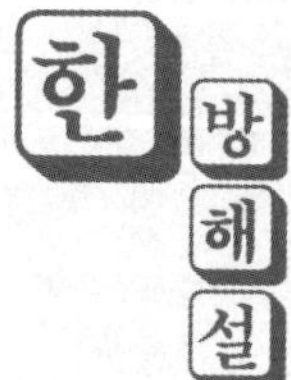

가성근시는 선천적인 것과 후천적인 것으로 나눌 수 있다. 요즘처럼 TV를 많이 봐서 시력을 저하시키고 또 책을 많이 봐서 눈에 무리가 가는 때 가성근시가 생길 수 있다. 이럴 때 한방에서는 공통된 처방으로 사물탕을 쓸 수 있다. 이 사물탕은 눈의 피로를 회복시켜 주고 또 충혈을 없애는 역할도 하게 된다. 여기에 초결명을 가하게 되면 머리를 맑게 하고 간장을 보호하고 시력을 좋게 해 주는 약재가 되기 때문에 가성근시에 꾸준히 사용하면 좋은 효과를 거둘 수 있다.

기 타

체력이 떨어졌을 때 구기자주

몸이 예전같지 않다는 말을 곧잘 하는데 우리 선조들은 구기자로 술을 담궈 풍류와 함께 건강을 지켜 나갔다고 한다.

■ 재료
구기자 40g, 지골피 40g, 소주 1되, 설탕 100g

■ 만드는 법
1. 구기자 40g, 지골피 40g을 입구가 넓은 항아리에 넣고 설탕 100g 과 소주 1되를 첨가한다.
2. 서늘한 곳에 3개월 정도 보관했다가 걸러서 다른 병에 보관한다.

■ 복용법
1회에 소주컵 1잔, 장기 복용.

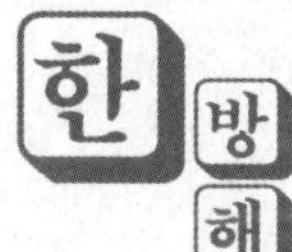

구기자는 예로부터 체력을 증진하는 데 많이 쓰여온 약재로, 간·폐·신장 등에 작용하여 기운을 돋운다. 당뇨병에도 좋은 약리작용을 한다.

체력이 떨어졌을 때 장어죽

우리가 어떠한 일에 임할 때 체력이 이를 뒷받침해 주지 못하면 의욕적으로 일을 해내기가 어려운 경우를 볼 수 있다. 공부를 하는 수험생들도 마찬가지로 체력이 떨어진 상태에서는 열심히 학업에 임하기가 힘들 것이다. 이렇듯 우선적으로 강한 체력이 바탕이 되어야만 모든 일을 자신 있게 처리할 수 있을 것이다.

■재료

장어 1마리, 찹쌀 1컵, 밤 100g, 수삼 2뿌리, 마늘 3쪽, 생강 2쪽, 은행·대추 약간

■만드는 법

1. 장어에 물을 붓고 육수를 만든다.
2. 냄비에 찹쌀 1컵을 볶은 후 찹쌀 분량의 6배의 육수를 붓고 수삼 2뿌리, 밤 100g, 마늘 3쪽, 생강 2쪽, 은행, 대추를 넣는다.

■복용법

1주일에 2~3번, 약 2개월 정도 복용.

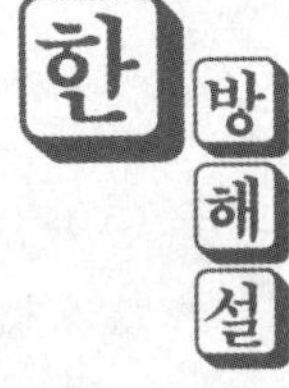

장어에는 일반 육류에서 볼 수 있는 지방과 달리 식물성 지방과 유사한 불포화 지방산을 함유하고 있어 인체에 유익하고, 장어 간 속에 들어있는 비타민A는 우리가 여름철에 가장 부족하기 쉬운 비타민A를 공급해 줄 수 있는 훌륭한 영양 식품이다. 특히 장어는 오장을 보호해 주고 풍·습으로 인해 생기는 뼈마디가 쑤시는 신경통이나 만성피로를 해결할 수 있는 약효를 가지고 있다.

춘곤증에 수삼붕어탕

봄이 오면 에너지 소모가 많아지고 혈관도 확장되어서 이른바 춘곤증이 오게 된다. 특히 점심식사 후 오후에 자꾸만 졸음이 오고 입맛이 없어서 활기가 떨어지게 되고 운전을 할 때 졸음이 와서 무척이나 곤란할 때가 많다. 춘곤증은 겨울에는 아무래도 활동량이 적다가 봄이 되면 활동량이 많아지면서 오게 되는데 이럴 때에는 적당한 운동을 더불어 해 주면 더욱 좋다.

■ 재료

붕어 1마리, 생더덕 1뿌리, 수삼 2뿌리, 대추 5~6개, 생강, 마늘 2쪽

■ 만드는 법

붕어 1마리, 생더덕 1뿌리, 수삼 2뿌리, 대추 5~6개, 생강, 마늘 2쪽에 물 한 대접을 붓고 2시간 정도 약한 불에 달인다.

■ 복용법

하루 공복에 2번 복용. 3일 정도 복용.

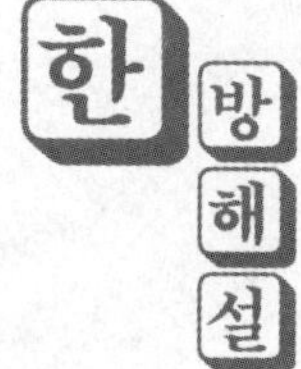

춘곤증은 활동기 계절인 봄철에 즈음해서 오장육부의 원기가 부족해서 졸음이 온다든지 식욕부진, 피로감 증상이 있는 것인데 이때 수삼과 더덕은 비장과 위장을 보해 준다. 특히 수삼은 혈관과 중추신경을 원활하게 해 주며 붕어는 소화액 분비를 촉진시키므로 춘곤증에 좋은 효과를 볼 수 있다. 다만 체질에 따라서 가미하여야 하므로 전문의의 자문을 받아서 복용하면 더욱 좋은 효능을 볼 수 있다.

춘곤증에 인삼탕

봄이 되면 이유없이 몸이 나른하고, 졸음이 쏟아져 고생하는 경우가 많은데 봄철 보양제로 많이 복용하는 인삼탕을 소개한다.

■재료
인삼 20g, 황기 20g, 진피 10g

■만드는 법
인삼 20g, 황기 20g, 진피 10g을 넣고 물을 넉넉히 한 대접 부어 반으로 줄 때까지 달인다.

■복용법
아침·저녁 1잔씩 복용.

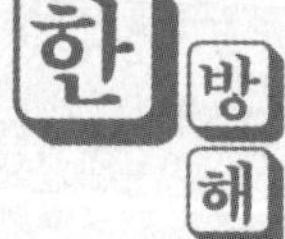

봄철에는 전반적으로 대사기능이 떨어지는데, 이때 기(氣)를 양성화시키는 인삼과 황기는 소화활동을 돕고, 기순환을 자극하는 진피를 보양하게 되면 춘곤증을 극복할 수 있다.

노화 방지에 인삼고본환

사람들은 누구나 젊음을 유지하고 싶어한다. 하지만 사람이 나이 들어감에 따라 노화가 온다는 것은 지극히 당연한 일이다. 다만 누구나가 자신의 나이보다는 젊게 살고 싶은 욕망을 갖고 있고 또한 그러한 노력을 한다는 것은 바람직한 일로 보인다.

■재료
인삼 10g, 건지황 20g, 맥문동 20g, 꿀 2∼3스푼

■만드는 법
1. 인삼 10g, 건지황 20g, 맥문동 20g을 분말을 내서 잘 섞는다.
2. 꿀을 2∼3스푼 넣어 환을 만든다.

■복용법
하루 식후 3번, 50알씩 복용.
3개월 이상 장복.

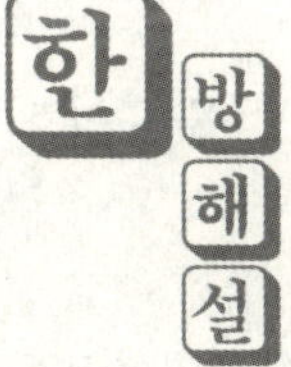

인간이 나이 들어감에 따라서 기능 저하가 오는 것을 일반적으로 노화라고 하는데 엄밀한 의미에서 노화는 당연한 것이다. 그렇지만 그 조직세포가 가지고 있는 진액이 약해진다든지 조직과 조직 사이의 기능이 활성화 되지 않을 때는 이를 좀더 연구하게 된다. 인삼은 조직 내의 활성화를 도와주고 생체의 에너지를 항진시켜 주기 때문에 옛부터 노화방지 약으로 알려져 왔고, 맥문동과 건지황은 생체 조직의 균형을 맞춰주는 것에 좋은 효과를 내기 때문에 피부노화 방지라든지 세포 자체가 약해지는 것을 막아 준다.

허약체질에 용어탕

　건강을 유지하고 싶은 마음은 누구나가 한결같을 것이다. 하지만 체질적으로 허약한 사람들은 이러한 건강 유지에 다른 사람들보다 상대적으로 어려움을 겪을 수 있다. 이렇듯 체질적으로 허약한 사람들은 특히 건강관리에 남다른 신경을 써야 할 것이다. 이럴 때 자라와 잉어를 넣고 끓인 용어탕이 특효약이다.

■ 재료

　자라, 잉어, 계피, 밤, 대추, 찹쌀, 인삼

■ 만드는 법

　1. 잉어와 자라를 넣고 1시간 정도 삶아 육수를 만든다.
　2. 육수에 인삼, 밤, 대추, 찹쌀, 계피를 넣고 압력솥에 40분 가량 끓인다.

■ 복용법

1주일에 2회씩 1개월 정도 복용.

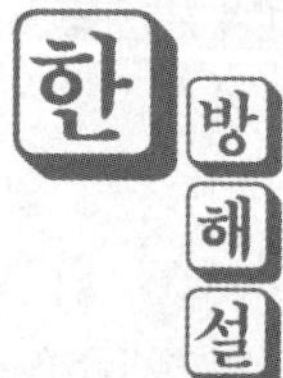

강인한 생명력을 지니고 있고 장수하는 동물 중의 하나인 자라에는 단백질 등 여러 가지 영양소가 많이 함유되어 있으며 인체의 혈액 순환을 원활히 해 주고 신장의 수기를 도와주는 약효가 있다. 여기에 잉어 또한 체력을 보강하고 수분 대사를 원활히 해 주는 효능이 있어 이런 약재를 대추, 밤, 계피 등을 가해서 복용하면 체력을 보강하는 데 많은 도움을 줄 수 있다.

주체에 갈근 · 인진쑥

남자들은 사회 생활을 하다 보면 술자리를 많이 갖게 되는데, 음식을 급히 먹으면 체하듯이 술을 마셔도 체하는 사람들이 있다고 한다. 이를 주체라고 하는데 이 주체에는 갈근과 인진쑥이 좋다.

■재료

인진쑥 16g, 갈근 32g, 감초 8g, 생강 2쪽

■만드는 법

인진쑥 16g, 갈근 32g, 감초 8g, 생강 2쪽에 물 두 대접을 붓고 30분 정도 달인다.

■복용법

하루 2회 공복에 복용. 1개월 동안 복용.

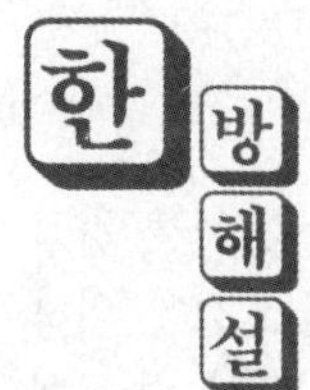

평소에 생활이 무질서하고 폭음 · 과음을 하게 되면 소화기 질환의 원인이 되고 특히 간장에 부담을 주어 간장 질환을 유발하는 경우가 많기 때문에 특별히 건강에 유의해야 한다. 인진은 간장의 해독과 지방간, 황달, 급성 간염을 치료하고 예방하는 데 좋은 약재 중 하나이다. 갈근 역시 건위시키고 위를 해독시키는 작용이 있기 때문에 좋은 효과를 거둘 수 있고 여기에 또한 생강을 가하게 되면 간장 기능을 더욱 더 촉진시켜 주고, 감초를 가하게 되면 해독작용이 있기 때문에 주체에 효과가 있다.

머리를 맑게 하는 가미총명탕

현대 사회가 바쁘게 돌아가다 보니 마음도 자연히 바빠지게 된다. 이렇게 바쁘게 생활하다 보면 기억할 것은 많은데 기억력이 자꾸만 떨어지게 된다. 또한 요즘처럼 공기가 많이 오염되어서 머리가 맑지 못할 때는 머리를 맑게 해 주는 가미총명탕이 좋다.

■ 재료

석창포·원지·백복신 각 14g, 감초 4g, 생강 3쪽, 대추 3알

■ 만드는 법

석창포·원지·백복신 각 14g, 감초 4g, 생강 3쪽, 대추 3알에 물 한 대접을 붓고 30~40분 정도 달인다.

■ 복용법

아침·저녁으로 하루 2회 복용.

1개월 정도 복용.

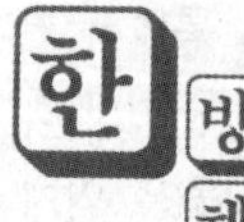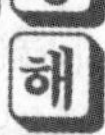

가미총명탕은 뇌신경 기능을 보함은 물론 뇌를 맑고 깨끗하게 하는 알카리성 처방이다. 동의보감에 의하면 이 처방은 하루에 천마디의 단어를 기억할 수 있게 해 준다고 되어 있다. 실제 임상에서 수험생이나 건망증 환자에게 복용시켜 보면 아주 좋은 효과를 볼 수 있다. 다만 특이체질이나 합병증이 있을 경우에는 전문의의 진료를 받고 정확한 처방을 받아서 복용하면 더욱 좋은 효과를 볼 수 있다.

만성 피로에 죽순·생마

바쁜 시대를 사는 현대인들은 많은 스트레스를 받기 때문에 항상 피곤함을 느낀다. 만성 피로에는 죽순과 생마를 재료로 한 처방이 좋은 약효를 낸다.

■ **재료**

죽순 20g, 생마 20g, 수삼 1뿌리, 생강 3쪽, 대추 2개, 찹쌀 1홉

■ **만드는 법**

죽순 20g, 생마 20g, 수삼 1뿌리, 생강 3쪽, 대추 2개, 찹쌀 1홉에 물 한 대접을 붓고, 중간불로 반으로 줄 때까지 달인다.

■ **복용법**

아침·저녁으로 공복에 2번 복용. 1주일 정도 복용.

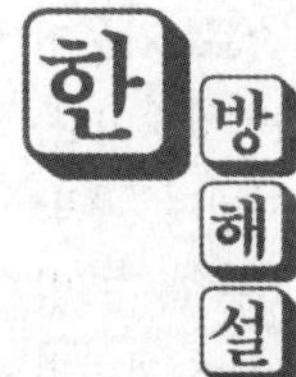

특별한 병이 없어도 만성 피로증이 있는 경우는 일반적으로 과로가 원인이다. 죽순은 심장을 보해 주고 뇌신경의 피로를 풀어 주며, 생마는 소화기나 호흡기 계통의 기능을 보해 주고, 수삼은 오장의 기능을 보해 준다. 그리고 정신을 편안하게 해 주므로 정신적·육체적으로 과로가 원인인 만성 피로증에 좋은 효과를 볼 수 있으나 다만 체질에 따라서 가감하여야 하는 경우가 있으므로 전문의의 자문을 받아서 복용하면 더욱 좋은 효과를 볼 수 있다.

목의 이물감에 사칠탕

목 안에 아무 이상이 없이도 실뭉치 같은 것이 끼인 것 같고 가슴이 답답할 때가 있다. 이런 증세에는 사칠탕을 권한다.

■**재료**
반하 16g, 적복령 12g, 후박 10g, 소엽 8g, 생강 7쪽, 대추 2개

■**만드는 법**
반하 16g, 적복령 12g, 후박 10g, 소엽 8g, 생강 7쪽, 대추 2개 등의 재료에 한 대접(500cc)의 물을 붓고 반으로 줄 때까지 30분 정도 달인다.

■**복용법**
하루 3번, 식후 1시간 후에, 한 달 정도 복용.

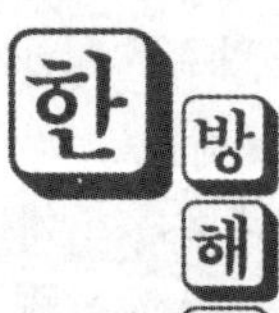

사칠탕은 정서적 요인에서 오는 스트레스로 기운이 울체되거나 담이 막힌 것을 풀어낼 수 있는 처방이다. 적복령은 담을 제거하고 맺힌 기운을 풀어내며, 후박 소엽은 맺힌 기운을 풀어서 아래 위로 잘 통할 수 있도록 만들어 주기 때문에 목 안에 이물감이 느껴지지만 뱉어낼 수도 삼켜지지도 않는 증상을 개선할 수 있다. 하지만 음식물을 먹을 때 증상이 심해지거나 목이 자주 쉬는 경우는 약물을 복용하기 전에 적절한 치료를 받는 것이 바람직하다.

불로회춘에 황정죽

같은 나이라도 어떤 사람은 더 들어 보이기도 하고 덜 들어 보이기도 하는데 평소의 건강관리를 어떻게 했느냐가 주요 관건이 되겠다. 젊음을 오랫동안 유지시켜 준다는 황정죽을 소개한다.

■ 재료
황정 10g, 육종용 10g, 쌀 1컵

■ 만드는 법
1. 황정 10g, 육종용 10g을 넣고 물을 넉넉히 부어 달인다.
2. 육종용, 황정을 건져 내고 그 물에 쌀 1컵을 넣고 퍼질 때까지 끓인다.

■ 복용법
아침에 한 번 복용.

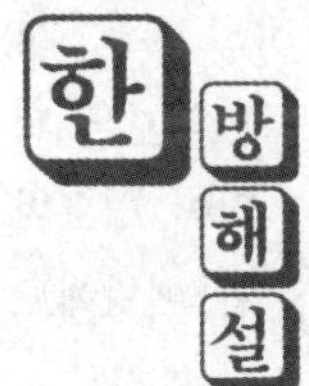

황정은 자양강장의 역할을 하므로 비위가 약해 음식물을 제대로 먹지 못하는 사람에게 좋은 약재이다. 황정과 육종용으로 죽을 쑤어 장기복용하게 되면 세포의 노화를 지연시키는 효과가 있긴 하나 체질에 따라 다를 수 있으므로 전문의와 상담하는 것이 좋다.

골다공증에 우슬탕

우리의 몸을 지탱해 주는 뼈도 나이가 들어감에 따라 노쇠하게 되는
데 이는 칼슘성분이 뼈에서 빠져나가기 때문이라고 한다. 골다공증에는
우슬탕이 좋다.

■ 재료
우슬 10g, 오가피 10g, 모과 10g

■ 만드는 법
우슬 10g, 오가피 10g, 모과 10g의 재료를 모두 넣고 물을 두 대접
정도 부어 반으로 줄 때까지 달인다.

■ 복용법
하루 두 번씩 장기복용.

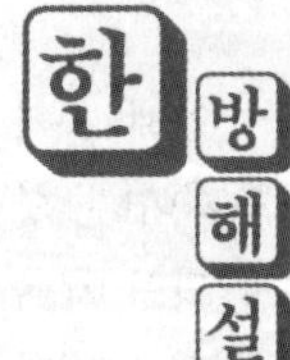

노화현상의 하나인 골다공증은 까닭 없이 등이 시리
고 요통이 오래갈 때 한번쯤 의심해 보아야 한다. 동
의보감에 기록된 우슬의 약효를 보면 골수의 모든 필
요물질을 충전시켜 주는 좋은 약재라고 되어 있으며
여기에 오가피와 모과를 같이 쓰면 관절염 예방에도
좋다.

딸꾹질에 귤피탕

사람들이 많이 모인 자리에서 갑자기 딸꾹질이 나오면 당황스럽고 곤란할 때가 있다. 사람이 심리적으로 불안하거나 음식물을 잘못 섭취했을 때 그런 경우가 올 수 있는데, 이럴 때는 귤피탕을 권한다.

■재료

귤피 16g, 대추 7g, 생강 5g, 감초 5g

■만드는 법

귤피 16g, 대추 7g, 생강 5g, 감초 5g에 물 1ℓ를 붓고 20~30분 정도 달인다.

■복용법

하루에 아침·저녁 2회 복용.

1주일~1개월 복용.

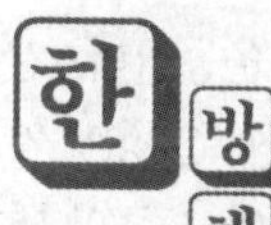

귤피는 약성이 따뜻하고 소화기능을 돕고 거담과 발한 작용을 한다. 그리고 생강 역시 약성이 따뜻하고 거담과 기순환을 돕는다. 동의보감에 의하면 딸꾹질에는 승약이라 한다. 또한 대추와 감초는 십이경락의 운행을 도와 주고 식도나 기도를 잘 통하게 해 준다. 이러한 약들을 복용하게 되면 딸꾹질에 좋은 효과를 얻을 수 있다.

딸꾹질이 심할 때 곶감탕

유난히 딸꾹질을 자주 하거나 심하게 하는 사람이 있는데, 본인에게는 괴롭기 짝이 없는 병일 것이다. 곶감탕은 딸꾹질 전문 처방으로, 딸꾹질이 날 때마다 커피잔으로 반 잔씩 복용하면 괴로움을 더는 데 큰 도움이 된다.

■ 재료
곶감 3개, 정향 4g, 백두 4g

■ 만드는 법
꼭지를 떼지 않은 곶감 3개, 정향 4g, 백두 4g에 물 두 대접을 붓고 물이 반으로 줄 때까지 달인다.

■ 복용법
딸꾹질이 날 때마다 커피잔으로 반 잔씩 복용.

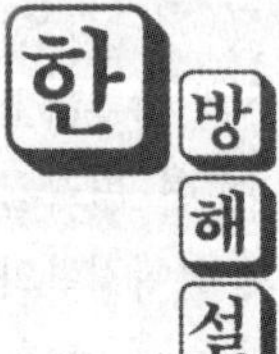

딸꾹질은 횡경막의 경련으로 인한 반사 운동인데, 갑자기 찬 기운을 만난다거나 식사 후 호흡이 일정치 않을 때 일어난다. 감꼭지는 성질이 따뜻하며 흉중의 냉기를 몰아내고 정향은 심중의 냉기와 복통을 다스리므로 딸꾹질에 더없이 좋은 약이라 하겠다.

체력 증진에 경옥고

  나이가 듦에 따라 체력이 떨어지는 것은 당연하지만 자연스런 노쇠현상이 아닌 중년층의 무기력 증세는 조심해야 한다. 가정에서 정성들여 만든 경옥고는 체력증진에 큰 도움이 된다고 한다.

■재료
  생지황 100g, 인삼 10g, 백복령 20g, 꿀 60g

■만드는 법
  1. 생지황 100g, 인삼 10g, 백복령 20g, 꿀 60g을 단지에 넣고 기름 종이로 밀봉한 후 3일 동안 중탕한다.
  2. 중탕한 약재를 1주일 정도 냉수로 식힌다.
  3. 식힌 약재를 하루 동안 다시 중탕한다.

■복용법
  하루 1~2스푼씩 온수에 타서 복용.

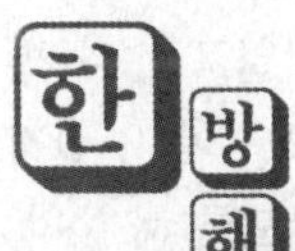

  경옥고의 주재료인 생지황은 음의 성질을 띠는 레만인이 주성분이고 인삼은 양의 기를 띠므로 이 두 가지의 음양이 결합되어 훌륭한 피로회복제가 된다.

손발에 열이 날 때 삼물황금탕

손바닥과 발바닥에 열이 나서 고생하는 분들이 많다. 손발이 저리거나 뜨겁고 건조하고 가려워서 양말을 신기도 불편하고 밤에는 더욱 심해져서 잠자기도 어려울 정도라고 한다. 이런 증세에는 삼물황금탕을 권한다.

■ **재료**
건지황 12g, 황금 6g, 고삼 6g

■ **만드는 법**
건지황 12g, 황금 6g, 고삼 6g 등의 재료에 약 400cc의 물을 붓고 반이 될 때까지 달인다.

■ **복용법**
하루 3번, 식후 1시간에 복용.
한 달 정도 복용.

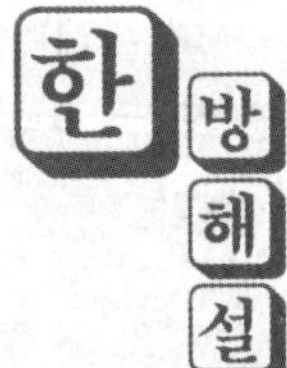

삼물황금탕은 몸이 허약해서 생기는 허열로 손과 발에 뜨거운 열감을 느낄 때 쓸 수 있는 처방이다. 건지황은 진액을 보충해서 열이 생겨나지 않도록 해 준다. 황금·고삼은 열을 식혀서 발열감을 없애기 때문에 손과 발의 발열감으로 인해서 화끈화끈하게 느껴지거나, 차게 하지 않으면 답답함을 느낄 때나, 손과 발바닥이 건조해서 갈라지거나 하는 증상이 있을 때 효과를 볼 수 있다. 하지만 감염으로 인해서 염증이 있거나 자상으로 인한 부종으로 발열감이 있을 경우에 이 처방은 전문의와 상의해야 된다.

손발에 열이 날 때 소요산

손발에 열이 나고 현기증이 나며 체하는 증상은 주로 갱년기 이후의 여성에게 많이 나타나는 증상인데 이때 소요산 처방이 잘 듣는다고 한다.

■재료

백출 4g, 백작약 4g, 백복령 4g, 감초 2g, 당귀 4g, 시호 4g

■만드는 법

백출 4g, 백작약 4g, 백복령 4g, 감초 2g, 당귀 4g, 시호 4g 등의 재료를 모두 넣고 물 두 대접을 넣은 후 30분간 달인다.

■복용법

1일 1회 식간에 한 달 이상 복용.

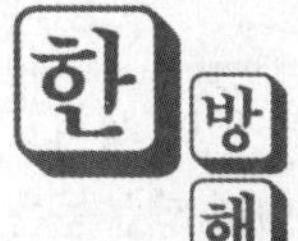

소요산은 여성의 갱년기 증후군에 나타나는 여러 증상에 좋은 처방이다. 발에서 열이 나고, 입이 마르고 쓴 증세나, 무기력증에 시달릴 때 권할 만한 보양제이다.

더위 먹었을 때 생맥산

날씨가 더워지면 기운이 없고 입맛도 없으며 의욕이 떨어진다. 더욱이 더위를 먹으면 이러한 증상이 더욱 심각해진다. 우리 조상들은 이럴 때 마시는 좋은 음료수로 생맥산을 즐겼다.

■ **재료**
맥문동 8g, 오미자 4g, 인삼 4g

■ **만드는 법**
맥문동 8g, 오미자 4g, 인삼 4g에 물 한 대접을 붓고 은근히 달인다.

■ **복용법**
수시로 물 대신 마신다.
꿀을 조금 넣어 마셔도 좋다.

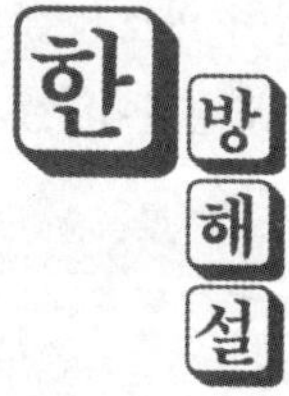

열에 의해서 온 더위일 때는 폐나 심장에 열이 생기고 갈증이 생기면서 탈수 현상이 생긴다. 이때 맥문동은 폐나 심장의 열을 내리고 갈증이 가시면서 인체내에 수분을 생성시키는 역할을 한다. 오미자를 섞으면 생맥산이라는 처방이 되는데, 이것은 맥이 생성되고 기운이 생기는 처방이다.

식은땀이 날 때 황기

달리 다른 병이 있는 것도 아닌데 식은땀을 잘 흘리는 체질의 사람이 있다. 조금만 긴장하거나 놀라도 식은땀이 흐른다면 다음과 같은 처방을 쓰면 좋은 효과를 거둘 수 있다.

■ 재료
황기 50g, 찹쌀 1스푼, 대추 2개, 생강 3쪽

■ 만드는 법
황기 50g, 찹쌀 1스푼, 대추 2개, 생강 3쪽을 넣고 물을 넉넉히 부어 처음 양의 2/3 정도로 줄 때까지 달인다.

■ 복용법
하루 두 번씩 복용.

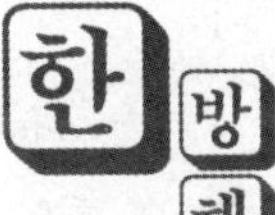

황기와 대추를 쓰면 기가 허해서 오는 자한일 경우 많은 도움이 된다. 황기는 원기를 보호하는 효능이 인삼 다음가는 약재이며, 찹쌀은 위의 기능을 돕우고, 대추는 완화·강장의 역할을 하기 때문이다.

식은땀에 계지가 황기탕

대개 사람들이 외모를 보고 그 사람의 건강을 판단하는 경우가 많은데 건강해 보이는 사람이라도 식은땀을 흘리는 사람들이 의외로 많다. 운동을 해서 땀을 흘리는 경우는 극히 정상적이라 하겠으나 그렇지 않은 경우에도 몸이 추우면서 땀을 흘리게 되는 경우가 있는데 이것이 바로 식은땀이다. 식은땀이 날 때는 계지가 황기탕이 좋다.

■**재료**
　계지 · 대추 · 생강 · 작약 각 3g, 감초 2g, 황기 2g

■**만드는 법**
　계지 · 대추 · 생강 · 작약 각 3g, 감초 2g, 황기 2g에 물 1대접을 붓고 중불로 반으로 줄 때까지 달인다.

■**복용법**
　공복에 하루 3번 복용, 1개월 정도 복용.

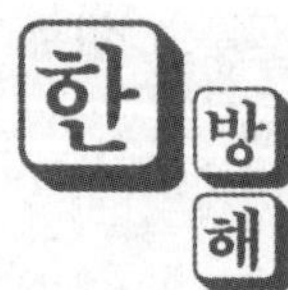

긴장을 계속하게 되면 손에서 땀이 나는 노인, 허약자, 병을 앓고 난 사람, 해산한 임산부 등은 진액이 부족하여 얼굴, 가슴, 배 등에서 식은땀이 나는데 이것은 피부가 약해지고 진액이 부족하여 땀이 나는 것이다. 이때 그러한 것을 보호하고 튼튼하게 해 주는 좋은 약재들이 있는데 계지, 작약, 감초, 황기이다. 여기에 생강, 대추를 더하여 쓰면 굉장히 좋은 효과를 나타낸다.

젖이 잘 안나올 때 목통

분만의 고통을 다 인내하고도 산후 부조리나 심신의 허약으로 인해 젖이 잘 안 나와 괴로울 때가 있다. 이때 목통을 이용한 처방이 잘 듣는다고 전한다.

■ 재료
돼지족, 목통 50g, 왕불유행 25g

■ 만드는 법
1. 돼지족을 알맞게 칼집을 낸다.
2. 돼지족, 목통 50g, 왕불유행 25g을 넣고 물을 충분히 부어 약한 불에 2시간 정도 곤다.

■ 복용법
하루 두 번씩 3일 복용.
1주일 정도 복용.

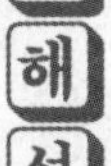

최근 들어 모유의 우수성이 널리 인식되어 우유 대신 젖을 먹이려는 시도가 늘고 있으나 의외로 젖이 잘 안 나올 때가 있다. 동의보감에 소개된 단방약인 돼지족은 수유를 돕고, 목통은 생리적으로 유즙을 생성하게 하며, 왕불유행은 유부의 응어리를 풀어 준다.

혓바늘이 돋았을 때 황백탕

몸이 아주 고단하거나 정신적으로 불안정한 상태에서 나는 혓바늘 때문에 제대로 먹지도 못한 경험은 누구나 있을 것이다. 황백탕은 잃어버린 미각을 찾아주는 묘방이라고 전한다.

■재료
황백 10g, 박하 10g, 계지 10g

■만드는 법
황백 10g, 박하 10g, 계지 10g 등의 재료를 넣고 20분 정도 달인다.

■사용법
달인 물을 차게 식혀 하루 두세 번 입을 헹군다.

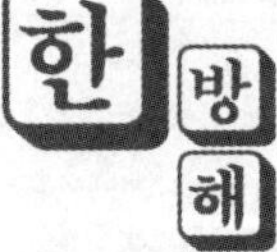

구내염이나 설염에 예로부터 황백을 써 왔는데 동의보감에는 모든 입병에 황백이 신기한 효과를 나타낸다고 소개되어 있다. 박하와 계지는 혀점막의 해열과 발산작용을 도우므로 혓바늘이 돋았을 때 적절한 처방이 될 수 있다.

자양강장에 마늘주

예전부터 마늘은 좋은 강장 식품으로 알려져 왔다. 특히 마늘은 몸을 따뜻하게 해 주므로 마늘로 강장주를 만들어 복용하는 경우가 있다.

■재료

마늘 400g, 마늘 뿌리, 자소엽 7g, 레몬 1개, 소주 1.8ℓ

■만드는 법

1. 마늘 400g은 깨끗이 씻어 물기를 제거한 후 찜통에 찐다.
2. 찐 마늘을 그늘에 말린다.
3. 레몬 1개를 1cm 두께로 자른다.
4. 마늘, 마늘 뿌리, 자소엽 7g, 레몬을 넣고 소주 1.8ℓ를 붓는다.
5. 1개월 후에 레몬을 건져내고 3개월 후에 자소엽을 꺼낸 뒤 1년 정도 숙성시킨다.

■복용법

자기 전에 소주잔으로 1~2잔 복용.

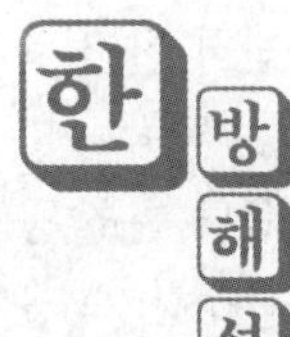

기 순환을 도와주는 마늘과 기를 잘 통하게 하는 자소엽을 함께 복용하면 자양강장을 돕는다. 특히 마늘 속에는 항암 효과와 건위·이뇨·세균 억제 작용과 더불어 자궁 수축 기능이 있고 이외에 스쿠루진이라는 성분이 들어 있어서 세포의 재생 능력이 있으므로 면역 기능을 살려주는 식품을 어울려 주면 특별히 세포의 재생 면역 기능, 다시 말해서 자양강장 식품으로 크게 효과를 볼 수 있다.

추위를 탈 때 오수유죽

날씨가 추워지면 추위를 타는 사람들이 많다. 추위를 타면 남들보다 속옷도 많이 입어야 하고 음식도 더운 음식을 먹어야 하는 등 다른 사람들보다 많은 신경을 써야 할 것이다.

■재료

오수유 2g, 멥쌀 50g, 생강 2쪽, 대파 흰뿌리 2개, 천초 2g, 육계 2g

■만드는 법

1. 불린 쌀 50g에 물을 붓고 죽을 쑨다.
2. 어느 정도 죽이 쑤어졌을 때 오수유 2g, 생강 2쪽, 대파 흰뿌리 2개, 천초 2g, 육계 2g을 넣고 죽을 끓인다.

■복용법

아침·저녁 2회 복용.

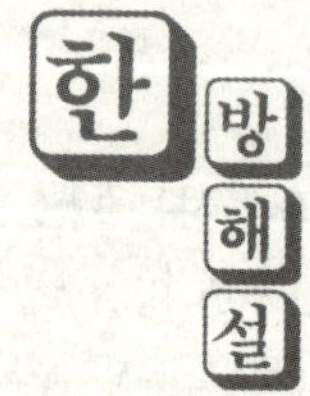

찬바람이 날 때 유난히 추위를 느끼게 되는 것은 그 사람의 기초열량 대사가 부진해서 기초체온의 조절이 안 되기 때문이다. 이때 손끝 발끝이 유난히 찬 사람도 있고 언제나 하복부가 냉한 것을 느끼는 사람도 있다. 이럴 때 오수유죽을 쓰게 되면 오수유나 천초 등이 일종의 향신료 역할을 하는 약재로서 소장기능을 활성화시키는 데 좋은 기능을 하기 때문에 추위를 이겨내는 기초열량을 형성하리라 생각한다.

하체가 약할 때 좌귀음

　나이가 들거나 몸이 비대해졌을 때 더욱이 요즘처럼 자가운전을 많이 하는 때 운동부족으로 하체가 약해져서 조금만 걸어도 피로하고 힘이 드는 사람들이 많다.

■ 재료
　숙지황 8g, 산약 8g, 구기자 8g, 산수유 8g, 자감초 4g

■ 만드는 법
　숙지황 8g, 산약 8g, 구기자 8g, 산수유 8g, 자감초 4g에 물을 큰 대접으로 하나 넣고 30분간 달인다.

■ 복용법
　하루에 2번 식후 복용.

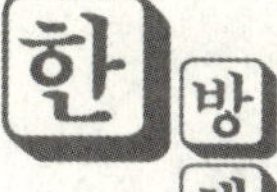

　하체가 허약한 것은 골수기능, 허리 또는 생식기 기능이 허약할 때 오는 증상이다. 숙지황은 보혈 강장제로서 간장, 심장, 콩팥을 보해 주는 약이며 산수유는 수렴성 강장제로서 비뇨기·생식기에 좋은 보약이다. 구기자는 폐를 윤택하게 해 주면서 콩팥과 간장을 보해 준다. 산약은 신기를 보하면서 장의 흡수력을 증진시키는 약이다. 이러한 약들을 오래 복용하게 되면 하체가 아주 튼튼해질 것이다.

기운이 없을 때 육군자탕

　사람이 기운이 없으면 만사가 귀찮게 되고 일의 능률도 오르지 않게 된다고 한다. 이러한 분들은 식욕부진이 오고 안색이 창백해지며 모든 일에 기운이 없어 의욕마저도 없다고 한다.

■ **재료**
　반하 6g, 백출 6g, 백복령 4g, 진피 4g, 인삼 4g, 감초 4g, 생강 3쪽, 대추 2알

■ **만드는 법**
　1. 반하 6g, 백출 6g, 백복령 4g, 진피 4g, 인삼 4g, 감초 4g, 생강 3쪽, 대추 2알을 넣는다.
　2. 큰 대접으로 한 대접의 물을 붓고 30분간 달인다.

■ **복용법**
　하루 2번 식간에 복용.

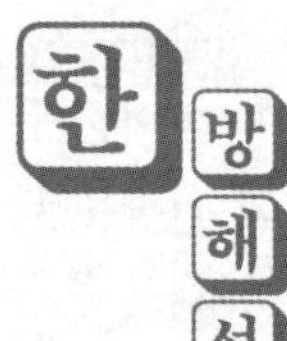

이 처방은 인체내의 기의 순환이 약해짐으로써 필요 없는 노폐물을 체외로 배설시키는 기능이 약해져 인체내에 습·담과 같은 비생리적인 물질이 축적되어서 몸이 무겁다거나 피곤이 자주 온다든가 아니면 소화가 잘 안 되어 고생하는 증상에 쓰이는 것이다. 처방의 내용 중에 인삼은 강장작용이 강하고 반하·백출은 노폐물을 체외로 배설시켜 주는 작용을 한다. 진피는 기의 순환을 도와주고 백복령은 소화기능을 개선시켜 주는 약재이다. 이러한 약재들을 적절하게 복용하면 피곤과 소화 장애에 좋은 효과를 볼 수 있다.

알코올 해독에 갈감오두탕

　우리나라 40대 성인 남성의 사망률이 불명예스럽게도 세계 1위라고 하는데 그 이유 중 하나가 과음이다. 사회생활을 하다 보면 술자리를 꼭 피할 수만은 없는 경우가 종종 있기 때문에 집에서 쉽게 준비할 수 있는 재료들을 이용해서 알코올 해독을 빨리 해 주는 것이 좋은데 이때 갈감오두탕이 좋다.

■ 재료

　갈근 15g, 감초 15g, 검은콩 · 노란콩 · 파란콩 · 녹두 · 팥 각 5g

■ 만드는 법

　갈근 15g, 감초 15g, 검은콩 · 노란콩 · 파란콩 · 녹두 · 팥 각 5g에 물 한 대접을 붓고 반으로 줄 때까지 달인다.

■ 복용법

　아침 · 저녁으로 공복에 2회 복용.

　약주시 1~2회 복용.

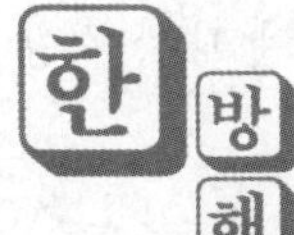

칡뿌리는 노폐물 배설과 필요한 체액 분비를 잘해 준다. 감초는 칡뿌리와 함께 해독작용에 좋은 약이다. 그리고 검은콩, 노란콩, 파란콩은 고단백질로서 내분비 기능과 오장을 보호한다. 또한 녹두는 해독작용을 하는 한편, 정신을 편안하게 해 준다. 그리고 팥은 방광과 대장의 기능을 항진시키므로 술을 자주하는 사람에게 해독 효과가 크다.

성인병 예방에 맥문동차

사십고개를 넘어서면 성인병은 곳곳에서 복병처럼 우리를 위협하고 있다. 성인병은 일단 걸렸다 하면 좀처럼 치유되기 어려우므로 예방이 최선책이다. 성인병 예방에 좋다는 맥문동차를 소개한다.

■재료

맥문동 10g, 감초 4g, 갈근 10g, 오미자 4g

■만드는 법

맥문동 10g, 감초 4g, 갈근 10g, 오미자 4g의 재료에 물 한 대접을 붓고 30분간 달인다.

■복용법

하루 2~3회 장복한다.

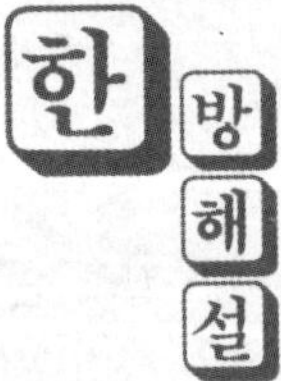

맥문동은 심장과 호흡기 계통에 좋은 약재로서 각종 호르몬 분비를 원활하게 하며 정신을 맑게 해 준다. 피로회복의 대명사인 오미자와 두통 등에 좋은 갈근을 맥문동과 함께 복용하면 각종 성인병에 대한 저항력을 길러 준다.

발목이 삐었을 때 대황찜질

실수로 돌부리에 채이거나, 평소엔 전혀 운동을 안 하다가 주말에 갑자기 발목에 무리를 주는 운동을 하다 보면 발목을 삐기 쉬운데 이때 대황을 이용한 찜질이 효과가 좋다.

■재료
대황, 치자, 밀가루 2컵 정도

■만드는 법
1. 대황, 치자를 넣고 물을 충분히 부어 20분 정도 끓인다.
2. 밀가루에 차게 식힌 대황과 치자 우려낸 물을 조금씩 부어가며 묽게 반죽한다.

■사용법
붕대에 반죽한 것을 얇게 펴발라 삔 부위에 붙여준다.

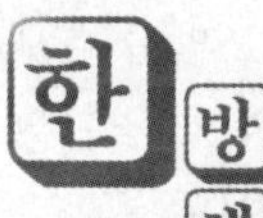
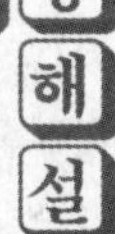

대황은 소염·항균 작용이 왕성하며 어혈을 푸는 데 탁월한 효능이 있다. 치자 역시 소염작용이 강하므로 이 두 약재로 습포를 하게 되면 빠른 치유를 기대할 수 있다.

주사에 갈근치자탕

코끝이 빨갛게 되는 증상으로 술을 많이 드신 분들에게 흔히 나타난다. 이는 주독이 풀리지 않아서 오는 수가 있다. 코끝이 빨갛게 되면 신경도 쓰이고 미관상으로도 흉할 것이다. 주사에는 갈근치자탕이 좋다.

■재료
갈근 10g, 감초 4g, 치자 4g, 황금 4g

■만드는 법
갈근 10g, 감초 4g, 치자 4g, 황금 4g에 큰 대접으로 한 대접 물을 붓고 반으로 줄 때까지 달인다.

■복용법
하루에 수시로 꾸준히 장복.

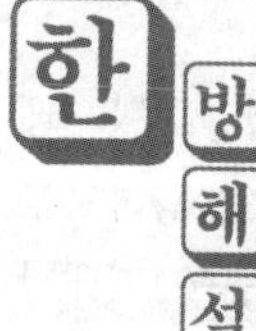

주사증은 혈열이 폐에 울체되어서 코끝 피부가 딸기처럼 붉게 되는 증상이다. 일반적으로 술을 많이 드시는 분들이 이 증상에 많이 걸리게 된다. 이때 갈근은 주독을 해독해 줌은 물론 그외 100여 가지를 해독하면서 피를 맑고 깨끗하게 해 주고 아울러 소염작용까지 있다. 치자는 상초의 열을 맑게 하면서 울혈성 어혈성 염증을 치료한다. 이러한 약들을 장기 복용하면 주사증에 좋은 효과가 있다.

수험생 체력 보강에 천마백출탕

집안에 수험생이 있으면 온 식구가 긴장을 하게 된다. 수험생들은 마음이 초조하고 불안하며 신체적으로도 체력 소모가 많기 때문에 체력을 보강해 주는 데 천마백출탕이 좋다.

■ 재료
천마 4g, 백출 4g, 반하 4g, 인삼 4g, 감초 2g

■ 만드는 법
천마 4g, 백출 4g, 반하 4g, 인삼 4g, 감초 2g에 물 두 대접을 붓고 반으로 줄 때까지 달인다.

■ 복용법
아침·저녁 1일 2회 식후 30분 후 복용.
10일 이상 복용.

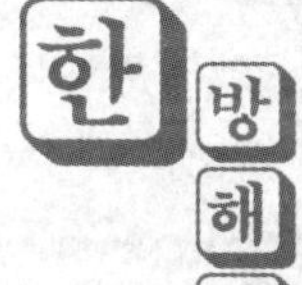

반하와 백출은 소화기능을 촉진시켜 주는 작용이 있고 천마는 머리를 맑게 하고 안정시켜 주는 기능이 있다. 여기에 인삼은 체력을 보강하고 감초는 모든 기능을 촉진시켜 주는 작용이 있기 때문에 꾸준히 복용하면 수험생에게 많은 도움을 줄 것이다.

부 록

복숭아주 ▪ 모과주

유자주 ▪ 마늘주 ▪ 송이버섯주

매실주 ▪ 사과주 ▪ 국화주

딸기주 ▪ 창포주

더덕주 ▪ 알로에주 ▪ 차조기주

바나나주 ▪ 앵두주 ▪ 인동주

인삼주 ▪ 구기자주

산수유주

비자주 ▪ 오미자 · 원지 · 대추주

영지버섯주 ▪ 개다래주

박하주 ▪ 당귀주

오디주 ▪ 레몬주 ▪ 하수오주

참마주 ▪ 대추주

오가피주 ▪ 용안육주

생강주 ▪ 셀러리주

꼭두서니주 ▪ 도라지주 ▪ 표고버섯주

탱자주 ▪ 파인애플주

산딸기주 ▪ 살구주 ▪ 포도주

곡식이나 약초, 과일을 이용한

과실주, 민속주, 약용주

복숭아주

복숭아는 특히 부인들에게 좋은 약재로 알려져 있다. 복숭아의 과육은 담배 니코틴 독을 풀어주고, 씨는 혈액순환을 좋게 해 준다고 알려져 있다.

■재료
큰 복숭아 3개, 소주 1.8 ℓ

■담그는 법
1. 복숭아 3개를 깨끗이 씻은 후 물기를 없앤 다음 각각 4쪽으로 나누고 씨와 함께 소주 1.8 ℓ를 붓고 밀봉하여 서늘한 곳에 저장한다.
2. 2개월쯤 지나서 찌꺼기를 체에 받쳐 건져낸 후 통풍이 잘 되는 곳에서 숙성시킨다.

■마시는 법
제맛으로 마셔도 좋고 기호에 따라 설탕, 꿀을 가미해도 좋다.

효능

과당과 포도당, 능금산이 풍부하며 식욕을 증진시키고 피로 회복을 돕는다. 초기 감기의 기침나는 데 효과가 아주 좋다.

모과주

모과는 신맛과 떫은맛이 나고 냄새가 향기로우며 식용과 약용으로 쓰인다. 술을 담그는 시기는 11월 하순에서 12월 초순이 적기이다.

■재료
모과 500g, 소주 1.8ℓ, 설탕 700g

■담그는 법
1. 모과 500g은 흠집이 없고 싱싱한 것으로 골라서 씨와 함께 여러 조각을 내어 준비한다.
2. 모과 한 조각 넣고 설탕 한 숟갈 뿌리면서 겹겹이 차근차근 넣은 후 소주 1.8ℓ를 붓는다.
3. 3~4개월 두면 잘 익어 모과주의 감미롭고 향긋한 향을 맛볼 수 있다.

■마시는 법
그대로 마셔도 좋고 다른 과실주, 특히 오디주와 칵테일하면 오디주의 색깔과 모과주의 향취가 어울려 아주 맛이 좋다.

효능

모과는 기침과 천식에 효과가 있는 과일이다. 주성분은 사과산과 구연산이고 신진대사를 도와주며 소화효소의 분비를 촉진시켜 준다.

유자주

　유자는 우리나라의 남해 지방에서 많이 재배되고 시고 쌉쌀한 맛이 나며 특유의 향내가 높다.

■ **재료**

　유자 5～6개, 소주 1.8ℓ, 설탕 600g

■ **담그는 법**

1. 유자 5～6개는 가로로 두 쪽으로 썰어 용기에 넣고 유자, 설탕을 겹겹이 넣는다.
2. 1.8ℓ의 소주를 붓고 밀봉하여 서늘한 곳에 저장한다.
3. 2개월 경과하면 향내와 산미가 강한 술이 된다.
4. 체에 받쳐 서늘한 곳에서 2개월 이상 숙성시킨다.

■ **마시는 법**

　그대로 마셔도 좋고 다른 과실주나 양주와 섞어 마셔도 좋다.

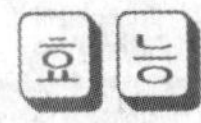

　피로 회복, 피부 미용에 효과가 있고 동맥 경화의 예방에 좋다.

마늘주

마늘은 식용과 약용으로 이용되고 있으며 술을 담글 때는 뿌리를 쓴다.

■ 재료

마늘 300g, 소주 1.8ℓ, 설탕 200g, 월계수잎 5~6장

■ 담그는 법

1. 마늘 300g은 껍질을 깨끗이 벗긴다.
2. 마늘 냄새를 없애기 위해서는 월계수잎 5~6장을 넣으며 강한 냄새가 역겨울 땐 설탕을 넣는다.
3. 용기에 소주 1.8ℓ를 부어 냉암소에 1년 이상 저장한다.

■ 마시는 법

하루에 작은 잔으로 한두 잔씩, 마늘은 하루 두 쪽이 적당하다.

효능

마늘에는 알리신, 스크루지닌, 그리고 비타민B · C 등이 풍부하여 정신 안정, 피로 회복, 감기 예방, 신경통 · 동맥경화 · 고혈압 예방 등 많은 효능이 있다.

송이버섯주

송이버섯은 적송 지대에서 산출되며 특유의 방향으로 예로부터 진귀한 식품으로 인정받고 있다.

■재료

송이버섯 150g, 설탕 20g, 소주 0.3ℓ

■담그는 법

1. 150g의 송이버섯 밑부분은 떼어내고 잘 다듬어 씻은 후 2~3cm 정도로 썰어둔다.
2. 송이버섯에 물기가 가시면 소주 0.3ℓ를 붓고 설탕 20g을 넣는다.
3. 어두운 곳에 밀봉하여 3개월쯤 저장하면 완숙된다.

■마시는 법

하루에 한두 잔씩 마시면 몸에 좋다.

효능

송이버섯에는 계피산, 에틸에스테르, 에르고스테롤, 만닌, 과당, 포도당, 자당, 이눌린 외에도 여러 종류의 아미노산이 함유되어 식욕 증진·피로 회복제·항암제·자궁 수축제로 알려져 있다.

매실주

매실은 매화나무의 열매이다. 맛은 살구맛과 비슷하며 신맛이 나고 술을 담그기에는 익기 직전의 신선한 청매를 사용하는 것이 좋다.

■ **재료**
청매 1kg, 설탕 120g, 소주 1.8ℓ

■ **담그는 법**
1. 매실 1kg을 깨끗이 씻은 다음 물기를 없애고 소주 1.8ℓ를 붓고 설탕 120g을 넣은 후 밀봉하여 냉암소에 보관한다.
2. 6개월 이상 숙성시킨다.

■ **마시는 법**
한여름 물에 타서 마시든가 소다수, 콜라 등의 음료수에 한두 방울을 띄우면 훌륭한 청량 음료수가 된다.

효 능

건위·정장 작용을 하며 식욕 증진, 피로 회복, 더위 먹은 뒤 등에 효험이 있다.

사과주

사과는 완전히 익기 직전, 약간 푸른기가 도는 신선한 것이라야 깊은 맛을 얻을 수 있다.

■재료
사과 2~3개, 소주 1.8ℓ

■담그는 법
1. 사과 2~3개를 깨끗이 씻어 물기를 빼고 각각 4~8쪽으로 자른다.
2. 용기에 넣고 1.8ℓ의 소주를 부어 밀폐된 곳에 저장한다.
3. 3개월 후에 찌꺼기를 체에 받쳐 걸러내고 서늘한 곳에서 숙성시킨다.

■마시는 법
그냥 마시거나 다른 과실주와 섞어 마시면 맛이 더욱 좋다.

효 능

식후 소주잔으로 한 잔씩 장기간 복용하면 위와 장의 기능을 원활히 해주고 피부도 아름다워진다.

국화주

국화는 예로부터 가정에서 많이 재배되고 있는 다년초이다. 그 중 재래종이 꽃향기가 가장 좋으므로 재료로 쓰기에 알맞고 농색계의 국화는 떫은맛과 쓴맛이 강하기 때문에 쓸 수가 없다.

■재료
국화 200g, 설탕 60g, 소주 1.8ℓ

■담그는 법
1. 준비된 국화 200g을 작은 꽃은 송이째, 중간것과 큰것은 꽃잎만을 따서 잘 씻은 후 물기를 빼놓는다.
2. 물기가 빠진 꽃잎을 가제 주머니에 넣고 소주 1.8ℓ와 설탕 60g을 함께 병에 넣고 밀봉하여 서늘한 곳에 저장한다.
3. 2개월 후에 찌꺼기는 체에 받쳐 걸러내고 1개월간 더 숙성시킨다.

■마시는 법
식후 작은 잔으로 한두 잔씩 마시면 몸을 보신한다.

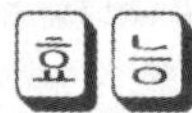

강장, 고혈압, 숙취에 효과가 좋다.

딸기주

잘 익은 딸기를 쓴다. 알맞게 익은 딸기주는 달콤하고 새콤한 맛이 있어 초여름에 식욕을 촉진시킨다.

■재료
딸기 800g, 설탕 60g, 소주 1.8ℓ

■담그는 법
1. 잘 익은 딸기 800g을 소금물에 뭉그러지지 않게 씻은 다음 설탕 60g과 소주 1.8ℓ를 붓고 밀봉하여 어두운 곳에 둔다.
2. 1개월 후 고운 체에 찌꺼기를 걸러내는 것이 좋다.
   너무 오래 담가두면 딸기들이 뭉그러져 술이 탁해지고 색깔도 갈색이 되므로 주의하는 것이 좋다.
3. 딸기주는 그대로 마시면 감미롭고 귤을 첨가하면 쌉쌉한 맛의 풍미를 낸다. 여기에 매실이나 레몬을 가미하면 신맛과 향기를 증가시켜 준다. 그러므로 담글 때 기호에 맞추어 매실이나 레몬(소주 1.8ℓ에 레몬 한두 개, 매실 열 개 정도)을 썰어 넣으면 산미를 증가시킬 수 있고, 단맛은 기호에 따라 적당히 가감하면 된다.

■마시는 법
그냥 마셔도 좋고 다른 주류와 섞어 마셔도 좋다.

효능

비타민C가 충분히 들어있어 피로회복과 식욕증진에 큰 효과가 있고, 상용하면 멜라닌 색소의 착색을 예방할 수 있다.

창포주

창포는 물기가 잘 고이는 습지 같은 데에서 잘 자라는 다년초로 마디가 맑고 담홍색을 띤 백색의 수염뿌리를 갖고 있다.

■재료
창포잎, 소주

■담그는 법
1. 술을 담그려면 창포의 파란 잎을 사용한다. 깨끗이 씻어 물기를 빼고, 3cm 정도로 썰어 가제 주머니 속에 넣는다.
2. 주머니째로 용기에 넣고 그 양의 3배 정도의 소주를 붓는다.
3. 밀봉하여 서늘한 곳에 저장한다.

■마시는 법
한번에 많이 마시면 구토증을 일으키는 수가 있으므로 하루에 작은 잔으로 한두 잔쯤 마신다.

효능

창포주를 마시면 혈액 순환을 돕고 풍 및 마비 증상에 효과가 있으며 눈과 귀를 밝게 해 준다.

더덕주

　더덕은 다년생 덩굴성 초본류에 속하는 식물로서 뿌리는 비대하다.
술을 담글 때는 곧고 굵은 뿌리가 좋다.

■ **재료**
　더덕, 소주

■ **담그는 법**
1. 더덕 뿌리를 3cm 정도로 썰어 용기에 넣고 소주를 붓는다. 이때
   생더덕은 3배, 마른 더덕일 경우는 5배의 소주를 붓는다.
2. 밀봉하여 냉암소에 3개월 정도 두었다가 체에 걸러서 3개월 정도
   더 숙성시킨다.

■ **마시는 법**
　식후 한두 잔씩 마신다.

效能

　정장, 강장제로 쓰이고 폐와 신장을 튼튼하게 해 주고 거담 작용에 효
과가 있다.

알로에주

알로에 줄기는 가지를 많이 내고 잎은 푸른빛을 띤 녹백색으로 길다 랗고 두터운 육질을 가지고 있다. 술에는 잎을 사용한다.

■재료
알로에잎 50g, 설탕 100g, 소주 1.8ℓ

■담그는 법
1. 알로에 잎 50g을 3cm 정도로 썬다.
2. 용기에 넣고 2배의 소주 1.8ℓ를 붓고 설탕 100g을 넣은 후 밀봉 하여 서늘한 곳에 저장한다.
3. 2개월 정도 숙성시킨다.

■마시는 법
약간 끈적거리는 감을 주며, 쌉쌀한 맛이 나므로 제맛보다 감미를 가 하는 것이 마시기에 좋다. 소다수나 콜라 등에는 맞지 않고 꿀을 가미 하면 효능이 늦어지는 수가 있다.

효능

점질소, 비타민B, 비타민C군을 함유하여 건위, 강장, 변비증, 불면 증, 신경통에 효과가 있다.

차조기주

차조기는 꿀풀과에 속하는 한해살이 풀이다. 식용으로 먹기도 하고 한약재로 쓰기도 한다.

■재료
차조기잎 200g, 소주 1.8ℓ

■담그는 법
1. 잎, 줄기, 꽃 모두 쓸 수 있다. 차조기잎 200g은 깨끗이 씻어 물기를 빼고 그늘에서 말려 2cm 정도로 썬다.
2. 가제 주머니에 썰어둔 재료를 넣는다.
3. 소주 1.8ℓ를 붓고 서늘한 곳에 저장한다.
4. 3개월 정도 숙성시킨다.

■마시는 법
그냥 마셔도 좋고 다른 주류와 섞어 마셔도 좋다.

효능

차조기에는 설탕의 2천 배의 감미를 가진 자소당이 함유되어 있어 건위·강장 효과가 높다.

바나나주

바나나는 당질은 22.6%로 많은 편이며 에너지는 100g당 87칼로리로 과실 중에서 제일 많다. 필수아미노산의 모든 것을 함유한 영양과실이다.

■ **재료**

바나나 1kg, 레몬 4개, 소주 1.8ℓ

■ **담그는 법**

1. 바나나는 껍질을 벗기고 용기의 크기에 맞춰 적당히 자른다.
2. 레몬은 껍질을 벗겨내고 알맹이만 1cm 정도 두께로 둥글게 썬다.
3. 용기에 바나나 1kg과 레몬 4개를 넣고 소주 1.8ℓ를 부어 밀폐시킨 다음 냉암소에 보관한다.
4. 1개월이 지나면 깨끗한 천에 거른 후 2개월 후부터 마시면 된다.

■ **마시는 법**

그냥 마시거나 물에 타도 좋고, 다른 과실주나 양주와의 칵테일도 좋다. 1일 적당량은 20cc 전후이다.

|효|능|

식전에 마시면 식욕을 증진시키고 피로 회복, 스태미너 강화 등에 좋다.

앵두주

앵두에는 과당과 자당 등의 당분 외에 구연산이 들어 있으며 아름다운 홍색을 띠고 있어 식욕 증진에도 도움을 준다.

■ **재료**

앵두 300g, 설탕 30g, 소주 900㎖

■ **담그는 법**

1. 앵두 300g은 꼭지를 떼어내고 깨끗이 씻어서 물기를 없앤다.
2. 용기에 앵두를 넣고 설탕 30g과 소주 900㎖를 붓는다.
3. 3개월이 지나면 과실을 건져내고 6개월 이상 숙성시킨다.

■ **마시는 법**

그냥 마시거나 다른 과실주와 섞어 마시면 좋다.

효 능

과당과 자당 등의 당분과 구연산이 들어 있으므로 피로 회복과 기침 해소에 좋다.

인동주

인동은 각지의 산야에 자생하는 다년초 덩굴로 5~6월에 백색, 또는 엷은 황색의 꽃이 한곳에서 착색하므로 금은화라고도 한다. 겨울에도 잎과 덩굴이 마르지 않고 월동한다고 하여 인동이라고 한다.

■재료

꽃(금은화) 300g(혹은 줄기나 잎 300g), 소주 1.8ℓ, 설탕 60g

■담그는 법

1. 금은화(혹은 잎, 줄기) 300g을 용기에 넣고 소주 1.8ℓ를 부어 밀봉하여 냉암소에 저장한다.
2. 2개월쯤 지나 술이 익으면 체에 걸러 주둥이가 좁은 병으로 옮긴다.
3. 여기에 설탕 60g을 가미하여 흔들어 준다.

■마시는 법

인동주는 아름다운 담황색으로 달고 신맛이 나는 향기 좋은 술이다. 그냥 마셔도 좋고, 물이나 탄산수에 타 마셔도 좋다.

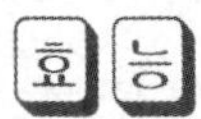

피로 회복, 이뇨·해독 작용이 있으며, 화농에도 좋은 묘약이다.

인삼주

　인삼은 한방에서는 강장제의 약재로 매우 귀하게 여기며 예로부터 만능의 약으로 알려져 왔다. 인삼주는 생삼(수삼)을 쓰는 것이 최고지만 마른 삼은 뿌리가 굵은 것이 좋다.

■ 재료
　수삼 2뿌리, 소주 1.8ℓ, 설탕 100g

■ 담그는 법
1. 수삼 2뿌리를 넣고 설탕 100g, 소주 1.8ℓ를 붓는다.
2. 이때 소주는 인삼 위로 10cm 정도 올라와야 된다. 인삼이 술 위로 올라오면 곰팡이가 슬기 때문이다.

■ 마시는 법
　1일 1회 작은 술잔으로 한 잔 정도가 적량이며, 그 이상 마시는 것은 해로울 수 있다.

효 능

　두뇌의 긴장감을 해소시켜 주고 뇌의 활동을 좋게 하며 냉증을 치료해 준다. 예로부터 강장, 강정, 건위, 정장에도 좋다고 한다. 고혈압 환자는 이 술을 마시지 않는 게 좋다.

구기자주

우리나라와 일본, 중국에 분포하는 낙엽·활엽·관목으로서 줄기는 가늘고 회백색이며 한방에서는 잎을 구기엽, 열매는 구기자, 뿌리는 지골피라고 부른다.

■**재료**
말린 구기자 200g, 설탕 200g, 소주1.8ℓ

■**담그는 법**
1. 구기자 잎과 줄기 말린 것 200g을 물에 씻는다.
2. 씻은 줄기와 잎을 2~3cm 정도로 썰어서 음지에 말린다.
3. 병에 말린 구기자와 설탕 200g, 소주 1.8ℓ를 넣고 밀봉하여 서늘한 곳에 보관한다.
4. 2개월째부터는 마실 수가 있고 4개월이 지나면 여과한다.
5. 여과한 술을 1~2개월 더 숙성시키면 아주 좋은 술이 된다.

■**마시는 법**
하루 1~2잔씩 마시며 구기자주에 단맛, 또는 새콤한 맛이 나는 과실주나 양주를 섞어 마시면 좋다. 저녁 때의 반주로 마시든지 취침 전에 마시면 강장·피로 회복에 더욱 좋다.

효 능

예로부터 불로장생의 묘약으로 불리워 왔으며, 강장·강정·건위에 효과가 있고, 젊음을 계속 유지할 수 있다고 불리는 술이다.

산수유주

자양강장제로 널리 알려진 산수유는 높이가 3.5m 정도 자라며, 잎은 긴 달걀형으로 끝이 뾰족하다. 열매는 가을에 빨갛게 익는다.

■재료
산수유열매 400g, 꿀이나 설탕 200g, 소주 1.8ℓ

■담그는 법
1. 산수유열매 400g은 완전히 빨갛게 익은 것을 사용한다. 흠집이 난 것과 벌레먹은 것은 골라내고, 깨끗이 씻어 물기를 뺀다.
2. 용기에 산수유열매를 넣고 소주 1.8ℓ를 붓는다.
3. 밀봉하여 서늘한 곳에 저장한다.
4. 약 3개월 후에 알맹이를 건져내고 주둥이가 좁은 병으로 옮긴 다음 꿀이나 설탕 200g을 가미하여 잘 흔들어 보존한다.

■마시는 법
맛이 순하여 그냥 마셔도 좋고, 양주나 다른 과실주와 혼합하든지, 소다수나 콜라에 넣어도 대단히 훌륭한 혼성주가 된다.

효능

예로부터 자양 강장약으로서 쓰여져 왔으며, 강정·강장 효과가 있고 식은땀을 흘리거나 현기증에 좋으며, 빈번한 소변이나 노인들의 야뇨증에 좋은 약주이다.

비자주

비자나무는 제주도의 산야에서 자생한다. 높이는 10cm 정도로 자라며, 잎은 뾰족하다. 3cm 미만의 대추와 같은 햇과일이 여름에서 가을에 걸쳐 익는다.

■ **재료**
비자 300g, 소주 1.8 ℓ

■ **담그는 법**
1. 비자 300g을 용기에 넣고 소주 1.8 ℓ를 부어 밀봉하여 서늘한 곳에 저장한다. 숙성까지는 약 4개월 걸린다.
2. 다 익은 술은 체에 걸러내고, 주둥이가 좁은 병으로 옮겨 보존한다. 반년 이상 찌꺼기를 걸러내지 않고 그냥 두면 쓴맛과 독특한 냄새가 짙으므로 걸러내는 것이 좋다.
3. 숙성된 비자주는 약간 붉은색을 띤 호박색이 되며, 송진 냄새와 떫고 씁쓸한 맛이 난다.

■ **마시는 법**
그냥 마셔도 좋으나 감미를 가하는 것이 마시기 쉽다. 송진 향을 살리기 위해 향이 지나친 과실주를 피하는 것이 풍미가 있으며 소다수나 콜라에 띄워도 잘 어울리는 술이다.

효능

강장, 강정, 혈압 강화 등에 효과가 있다. 그리고 비자는 음식을 소화시키고 뼈를 튼튼하게 만들며 눈을 맑게 하고, 몸을 개운하게 하며 뱃속의 모든 해충을 죽인다.

오미자 · 원지 · 대추주

과로한 사람이거나 허약한 체질인 사람에게 효과가 있는 오미자 · 원지 · 대추주를 소개한다.

■**재료**

오미자 30g, 원지 30g, 대추 40g, 소주 1.8ℓ

■**담그는 법**

1. 원지 30g은 잘 씻어 물기를 빼고 잘게 썰어둔다.
2. 대추 40g은 살짝 헹구어 씨째 빻고 오미자 30g은 씻어 물기를 없앤다.
3. 오미자 · 원지 · 대추를 잘 섞어 용기에 넣고 소주 1.8ℓ를 부어 밀폐한 다음 서늘하고 그늘진 곳에 2개월 정도 저장한다.

■**마시는 법**

하루 1회 20~30cc정도 복용.

효능

오미자 · 원지 · 대추의 약 성분이 어울려 허약한 사람, 과로에 시달리는 사람, 노화 방지 · 식욕 증진에 효과가 있다. 원지는 신경 안정과 빈혈에 좋고, 오미자는 강장 · 진해 · 진통에 좋으며, 대추는 노화 방지 · 식욕 증진에 효과가 있다고 한다.

영지버섯주

수천 년 전 중국의 신선들이 영지를 불로장수의 비약으로 상용했다는 이야기가 있을 만큼 유명하다.

■**재료**
영지버섯 100g, 벌꿀 200g, 레몬 2개, 소주 1.8ℓ

■**담그는 법**
1. 영지버섯을 젖은 행주로 깨끗이 닦아낸다.
2. 영지버섯은 100g은 잘게 자르고 레몬 2개는 각각 1cm 두께로 썰어 가제 주머니에 넣는다.
3. 영지버섯과 레몬에 벌꿀 200g, 소주 1.8ℓ를 넣고 밀봉하여 1개월 동안 저장한 다음 주머니를 들어내고 3개월 동안 숙성시킨다.

■**마시는 법**
1일 1회 작은 잔으로 한 잔을 취침 전에 마신다.

효 능

영지는 인체의 기능을 정상화하고 균형을 잘 유지시키며 정혈, 암 예방에 좋다고 한다.

개다래주

　개다래나무는 깊은 산야에 자생하는 낙엽 관목이다. 이른 여름에 다섯 잎의 흰꽃을 피게 하며 과실은 가을에 황색으로 익은 것을 딴다. 과실은 산미가 있고, 맵고 풋내가 난다. 술을 담글 때는 개다래 열매가 떨어지기 전에 따서 씻고 목천료(마른 개다래)는 씻어 물기를 뺀 다음 사용한다.(개다래파리가 산란한 벌레집은 혹이 생긴 형태가 되며 과실보다 이 혹이 생긴 것이 약효가 크다고 한다. 이것에 열탕을 부어서 건조시킨 것을 목천료라고 한다.)

■재료
　개다래와 벌레집 500g, 설탕 100g, 소주1.8ℓ

■담그는 법
　1. 개다래와 벌레집 500g, 설탕 100g을 용기에 넣고 소주 1.8ℓ를 붓는다.
　2. 밀봉하여 서늘하고 어두운 곳에 3개월쯤 저장한다.
　3. 3개월 정도 지난 후 개다래와 벌레집을 꺼내 다시 소주와 설탕을 넣어서 두번째 술을 만든다.

■마시는 법
　매운맛과 쓴맛이 있고 떫은맛도 있다. 그대로 마시기보다 감미를 하거나 다른 향기 짙은 과실주, 양주를 섞으면 좋다. 하루 한 잔 정도가 적당하다.

효능

　예로부터 강장·강정제로서 알려져 왔으며, 냉증·신경통·요통·이뇨·최면에도 효과가 있다고 전해져 오고 있다.

박하주

박하는 습지에 나는 숙근초로 지하경을 뻗어서 번식한다. 여름으로부터 가을에 걸쳐 담홍색의 꽃이 피며 풀 전체에 박하 향기가 난다. 정유 성분은 멘톨 등이다. 풀 전체를 수증기 증류해서 멘톨 및 박하유를 제조한다.

■ 재료
박하잎 200g, 설탕 100g, 소주 1.8ℓ

■ 담그는 법
1. 박하잎 200g은 줄기가 달린 그대로 흐르는 물에 씻는다.
2. 3cm 정도로 썰어 가제 주머니 속에 넣는다.
3. 박하잎을 넣은 주머니를 용기에 넣고 설탕 100g을 첨가한 후 소주를 3배 정도(1.8ℓ) 붓는다.
4. 밀봉해서 냉암소에 보관한다.
5. 한 달 후에 마실 수는 있으나 2개월쯤 저장하는 것이 쌉쌀한 맛이 제대로 우러나와 좋은 박하술이 된다.

■ 마시는 법
담황색으로 산뜻한 향기와 청량한 맛은 각별하다. 마시기가 좋으므로 그냥 마셔도 좋고 다른 약술의 향료용으로서 섞어도 좋다. 1일 작은 잔 1~2잔이 적량이다.

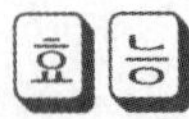

진통·진정 작용이 있으며 정신 안정, 건위, 정장에도 효과가 있다.

당귀주

　당귀는 주로 암벽 같은 바위 틈에 자라는 숙근초이다. 뿌리는 대형 주근이 있고 가지뿌리를 낸다. 여름에는 백색의 작은 꽃이 핀다. 특히 향이 있어, 먼 곳에서도 당귀가 있는 곳을 찾아낼 수 있다. 요즘엔 약용으로도 재배되고 있다.

■ **재료**
　당귀뿌리 200g, 소주 1.8ℓ

■ **담그는 법**
　1. 당귀는 뿌리를 사용한다. 겨울에 캐어 깨끗이 씻고 하루 저녁 담가 두었다가 그늘에서 말린다.
　2. 당귀뿌리 200g은 잘게 썰어 가제 주머니 속에 넣고 봉하여 용기에 넣는다.
　3. 소주는 약 5배(1.8ℓ) 정도 붓고, 밀봉하여 냉암소에 저장한다.
　4. 숙성까지는 3개월 정도 걸린다. 엷은 황색에 강렬한 향기와 약간 매운 듯한 달작지근한 맛이 난다.
　5. 기호에 따라 감미하거나 향이 없는 술과 섞어 마시는 게 좋다.

■ **마시는 법**
　하루에 작은 잔으로 1~2잔 마시면 적량이다.

효능

　강장 효과가 있고 피로 회복, 산후 회복, 보혈, 식욕 증진에 효능이 있다.

오디주

오디나무는 본래 양잠을 위해서 재배된 것이지만 전국 각지에 야생하고 있으며 그 품종도 다양하다. 나무는 자웅의 구별이 있고, 초여름에는 뽕나무 열매(오디)가 자수에서 열린다. 처음에는 백색이지만 점차로 붉게 되며 여름철에 들면서 자흑색의 액과가 된다. 뽕나무 뿌리 중 건조한 것은 상백피라고 하며 한방약으로 이용되고 있다.

■재료
오디 300g, 설탕 100g, 소주 3ℓ, 꿀

■담그는 법
1. 오디 300g은 벌레먹은 것과 뭉그러진 것을 가려내고 물에 살짝 헹구어 바구니에 걸러 물기를 뺀다.
2. 오디 양의 3배의 소주(3ℓ)를 붓고 설탕 100g을 넣은 후 뚜껑을 덮는다.
3. 두 달 정도 서늘한 곳에 저장하면 된다. 이때 찌꺼기를 건져내고 주둥이가 좁은 병으로 옮긴다.
4. 꿀을 술의 1/5 정도 가미하여 두면 변질도 막고 향기도 더욱 좋다. 서늘한 곳에 보관한다.

■마시는 법
제맛으로 마셔도 좋고, 또는 감미를 해도 좋으나 새콤한 매실주와 섞어 마시면 더욱 좋다.

효능

오디의 산(酸) 맛은 포도당, 신맛은 능금산이며, 여름에 더위를 먹었거나 빈혈에 효과가 있다.

레몬주

　레몬의 신맛은 구연산이 대부분이고 기타 주석산, 포도당, 리모넨, 게다가 비타민C도 다량 함유되어 있다.

■재료
레몬 1kg(약 7개) , 설탕 80g, 소주1.8ℓ

■담그는 법
1. 레몬 1kg(약 7개)은 솔로 문질러 씻는다.
2. 마른 행주로 물기를 닦는다.
3. 가로로 4등분하여 자른다.(3개는 껍질째, 4개는 껍질을 벗긴다.)
4. 자른 레몬에 설탕 80g을 넣어 소주 1.8ℓ를 붓고 밀봉해서 냉암소에 보관한다.
5. 과실은 2개월 내에 건지도록 한다.
6. 숙성하려면 2개월 이상의 기간이 걸린다.

■마시는 법
1일 40cc 한도로 적당한 때에 마시고 다른 주류와 섞어 마셔도 좋다.

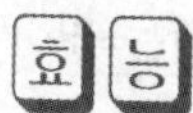

피로회복이나 볕에 그을림을 방지하고 주근깨, 기미 등의 예방에 효과가 있다.

하수오주

강정약으로 알려져 있는 하수오는 전국에서 야생하고 있는 숙근초이다. 뿌리는 굵은 고구마처럼 생겼으며, 큰것은 직경 20cm에서 40cm 정도나 된다. 술은 뿌리로 담근다.

■ **재료**
백하수오(또는 적하수오) 300g, 소주 1.8ℓ

■ **담그는 법**
1. 하수오 300g은 쌀뜨물에 깨끗이 씻어 찐 다음 말려서 곱게 빻아 용기에 넣는다.
2. 1.8ℓ의 소주를 붓고 밀봉하여 서늘한 곳에 보관한다.
3. 숙성까지는 약 4개월이 걸린다. 이쯤에 하수오를 건져 체에 걸러 주둥이가 좁은 병으로 옮긴다. 하수오는 잘 말려 사용하면 술맛이 훨씬 좋다.

■ **마시는 법**
술맛은 향내도 별반 없고 약간 쌉쌀한 맛이 있을 정도이므로 그대로 마시거나, 기호에 맞추어 꿀이나 설탕을 가미해도 무방하다. 하루 30~40cc를 두 번 나누어 식전, 식후, 혹은 취침 전에 마시는 것이 좋다.

[효능]

강장·강정에 특효할 뿐 아니라 병후 회복, 노인성 무기력증에 활력과 회춘을 주는 효과가 있다.

참마주

참마는 주로 산지에서 많이 자생하며 주성분은 전분과 점질물이다.
참마의 찰기를 이용해서 모밀국수나 과자의 팽화에 이용한다.

■재료

참마 200g, 설탕 40g, 소주 1.8ℓ

■담그는 법

1. 참마 200g은 솔로 깨끗이 씻는다.
2. 껍질을 벗기고 5~6mm의 두께로 자른다.
3. 햇볕에 말린다.
4. 참마 말린 것과 설탕 40g에 소주 1.8ℓ를 차례로 병에 넣고 밀봉해서 냉암소에 보관한다.
5. 숙성은 3개월 정도 걸리며, 내용물을 건져내고 여과한다.

■마시는 법

마시기가 거북스러울 때는 꿀물을 적당히 첨가하거나 다른 약술과 섞어 마셔도 된다.

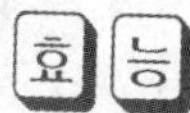

자양, 강정, 건위 등과 정력에 좋다고 한다.

대추주

대추 열매는 길이 2~4cm의 타원형이며 녹색의 과실은 익으면서 홍갈색으로 변한다. 껍질은 얇으며 과육은 사과와 흡사하다. 과당을 많이 함유하며 산미와 상쾌한 풍미가 있다. 성수기는 9~10월이다.

■재료
대추 300g, 소주 1.8 ℓ

■담그는 법
1. 대추 300g을 용기에 넣고 소주 1.8 ℓ를 붓고 밀봉한다.
2. 잘 익기까지는 4~5개월 걸린다.
3. 대추는 그대로 둔 채 사용하면 좋다. 생대추는 엷은 호박색, 마른 대추는 짙은 갈색을 띠는 술로 완성된다.

■마시는 법
마른 대추는 원래 맛이 달기 때문에 그대로 마셔도 좋고 기호에 맞춰 감미를 더하는 것이 좋고 생대추는 풍미가 얕으므로 지나치게 강한 양주류와 섞어 마시면 제맛을 살릴 수가 없다.

효능

기침에 뛰어난 효과가 있고 진정제, 강장제로 이용되며, 불면증에도 효능이 있어서 옛부터 약방감초 격으로 애용되어 왔다.

오가피주

오가피는 3m 전후로 자라는 낙엽수 관목이며, 가지를 많이 내고 잘 자란다. 전체에 가시를 지닌 것이 많다. 나무껍질은 회백색, 녹갈색, 흑갈색 등이 있다.

■재료

오가피의 가지와 잎 200g(근피인 오가피는 100g), 소주 1.8ℓ

■담그는 법

1. 오가피 200g은 여름잎이 달린 가지째 잘라서 물에 씻는다.
2. 바람에 말려서 물기를 없앤다.
3. 2cm 정도로 자른다.
4. 용기에 넣은 가지와 잎에 소주 1.8ℓ를 붓고 밀봉하여 서늘한 곳에 저장한다.
5. 3개월 후 여과하고 다른 병에 옮겨서 보관한다.
6. 오래 둘수록 좋은 약술이 된다.

■마시는 법

아름다운 호박색으로 은근한 향기가 나는 술이 된다. 제맛으로 복용하는 것이 보통이나 특유의 향과 쌉쌀한 맛이 나므로 기호에 맞추어 꿀이나 설탕을 가미하거나, 다른 양주류나 과실주에 섞어 마셔도 좋다.

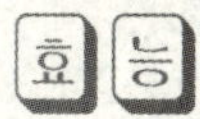

강정, 강장, 건위, 진통, 빈혈, 신경증 등에 효과가 있다.

용안육주

용안육은 상록교목인 용안의 열매이며 성질은 따뜻하며 맛은 달다. 씨를 그대로 둔 가종피(씨껍질)나 생약 용안육(용안의 열매 껍질을 없애고 종자에서 얇은 가종피를 벗겨 건조한 것)으로 술을 담근다.

■ 재료

가종피 400g(혹은 생약 용안육 200g), 소주 1.8ℓ, 꿀

■ 담그는 법

1. 용안육을 살짝 씻어 물기를 뺀 다음 용기에 넣고 소주 1.8ℓ를 넣고 밀봉하여 서늘한 곳에 저장한다.
2. 1개월 후에 걸러서 주둥이가 좁은 병으로 옮긴다.
3. 꿀을 가미하여 보존하였다가 사용한다.

■ 마시는 법

다른 과실주나 계피주, 대추주에 섞어 마시면 한결 맛도 좋고 그냥 마셔도 좋다. 하루 두 번 20~30cc정도.

심장과 비장을 이롭게 하고 보하는 효능이 있는 진정 자양강장제로서 피로, 불면, 건망증, 빈혈에 유효하다.

생강주

생강은 열대 아시아, 특히 인도, 말레이시아 등이 원산지이나 현재는 세계 각지에서 재배한다. 지하경[莖]은 맛이 맵고, 시고, 향기가 좋아서 향신료, 건위제로 많이 쓰인다. 가을에 파내는 것을 뿌리생강, 좀 일찍 파내는 것을 잎생강, 새생강이라고 부른다. 생강의 식품으로서의 가치는 향기와 매운맛이다. 이 신미 성분은 진저론·생강오올이며, 향기는 모노텔팬 등이다.

■재료
생강 300g, 소주 1.8ℓ

■담그는 법
1. 생강 300g은 솔로 깨끗이 씻어낸다.
2. 마른 행주로 물기를 닦은 다음 껍질을 벗기고 3mm 정도로 썰어 용기에 넣고 소주 1.8ℓ를 붓는다.
3. 밀봉하여 서늘한 곳에 보관한다.
4. 2개월 후면 술이 익는다. 엷은 호박색으로 생강 특유의 향내와 맵싸한 술이 된다.

■마시는 법
꿀이나 설탕을 가미하는 것이 마시기 좋고, 다른 과실주를 한두 방울 섞어 마시면 시원스러운 맛이 난다.

효능

생강은 방향 건위제로 건위·진통·해소·복통·냉증 등에 좋으며 약용보다 향료·양념용으로 많이 쓰인다.

셀러리주

셀러리는 유럽 부근이 원산지이며 고대로부터 약용·향료로서 널리 이용되어 왔다. 식용으로 하는 것은 근출엽의 엽병부이다. 성분으로는 캐로틴이 많으며 특유한 향기와 씹는 감촉이 좋다. 양주를 만드는 경우에는 셀러리의 줄기와 잎을 모두 쓰고 잎만 사용하는 것이 오히려 향이 강한 술이 된다.

■ 재료

셀러리(잎, 줄기) 200g, 설탕 100~150g, 소주 1.8ℓ

■ 담그는 법

1. 셀러리 잎, 줄기를 잘 씻어 물기가 마를 때까지 바람에 말린다.
2. 200g의 셀러리 잎과 줄기는 2~3cm 정도로 자른다.
3. 셀러리를 용기에 넣고 설탕 100~150g과 소주 1.8ℓ를 부어 밀봉시킨다.
4. 1개월 경과 후 내용물을 건져서 여과시킨 후 다른 병에 옮긴 다음 밀봉해서 1개월 가량 숙성시킨다.

■ 마시는 법

셀러리는 특유의 향이 강하기 때문에 그냥 마시기보다 물에 타서 마시는 것이 좋고 섞어 마시기에는 적합하지 않다. 1회 15~20cc, 하루 2~3회.

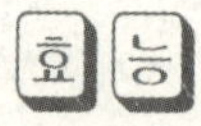

피로 회복, 건위, 진정에 효과적이다.

꼭두서니주

꼭두서니는 염료의 원료로 쓰이는 다년생 숙근초로, 주로 양지 바른 산야에서 자생한다. 줄기는 방형이며, 가시가 있다. 여름에 작은 담록색의 꽃이 이삭처럼 피고, 열매는 5mm 전후로 둥글고 검게 익는다.

■재료
꼭두서니의 마른 뿌리 100g, 설탕 50g, 소주 1.8ℓ

■담그는 법
1. 꼭두서니뿌리 100g의 흙을 털어내고 물에 깨끗이 씻는다.
2. 뿌리를 엮어서 통풍이 잘 되는 처마 밑 같은 곳에서 그늘말림을 한다.
3. 마른 꼭두서니뿌리에 설탕 50g, 소주 1.8ℓ를 병에 넣어서 밀봉하고 냉암소에서 숙성시킨다. 숙성은 2개월 이상 걸린다.
4. 내용물은 건져내지 않고 그대로 쓰는 것이 좋다. 음용은 2개월 후이다.

■마시는 법
약간 쌉쌀한 맛에 향내가 부드러워 제맛으로 마시는 것이 좋으나 기호에 맞추어 꿀이나 설탕을 가미하는 것도 좋다.

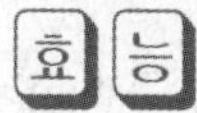

강장, 강정, 해열, 이뇨, 생리불순, 지혈 등에 효과가 있다.

도라지주

도라지는 전국 각지 양지쪽의 산야에 자생하는 다년초 식물이다. 꽃은 관상용, 뿌리는 약용으로 쓰인다. 뿌리는 굵고 비후하며 다육질이다. 인삼과 흡사하며 생약명으로 길경이라고 한다.

■ **재료**
도라지 뿌리 말린 것 200g, 설탕 80g, 소주 1.8ℓ

■ **담그는 법**
1. 도라지는 솔로 잘 닦아서 깨끗이 씻어 물기를 빼고, 3cm 정도로 자른다.
2. 도라지뿌리 말린 것 200g과 설탕 80g을 용기에 넣고 소주 1.8ℓ를 부어 밀봉하여 서늘한 곳에 저장한다.
3. 3개월 쯤이면 마실 수 있으나 제맛을 내기까지는 6개월 이상 저장하는 것이 좋다.

■ **마시는 법**
담황색으로 약간의 쓴맛이 나는 약주가 된다. 그대로 마셔도 좋고, 물을 타서 적당한 감미를 해도 좋다.

효능

도라지의 주성분은 사포닌이며 이외에도 이눌린, 히트스테롤 등이 함유되어 있다. 감기, 기관지염, 천식, 편도선 등에 효과가 있다.

표고버섯주

    표고버섯은 예로부터 불로장수의 묘약으로 알려져 있다. 표고버섯은 송이과에 속하는 버섯의 일종으로 떡갈나무, 밤나무 등에 기생 또는 자생하는데 근래에는 인공적으로 재배시킨다. 표고주는 고혈압 환자도 안심하고 마실 수 있다.

■ 재료

    표고버섯 500g(마른 버섯은 중간 것 10개), 설탕 100g, 소주 1.8ℓ

■ 담그는 법
1. 표고버섯 500g은 깨끗이 다듬어서 씻은 후 2~3일 햇볕에 말린다.
2. 표고버섯과 소주 1.8ℓ를 용기에 넣고 밀봉하여 서늘한 곳에 저장한다.
3. 2개월 쯤 두면 엷은 갈색을 띠며, 표고 향내가 그윽한 술이 된다.
4. 잘 소독된 주둥이가 좁은 병에 술을 옮겨 설탕 100g을 넣는다.
5. 20일이 경과되면 풍미 가득한 표고주를 즐길 수 있다.

■ 마시는 법

    그냥 마셔도 좋으며 다른 과실주와의 칵테일에서도 만능이다.

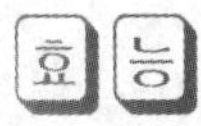

    동맥경화 예방, 항암작용 외에도 신경 안정에 효과가 좋다.

탱자주

탱자는 유자, 등자, 귤과 마찬가지로 비타민C와 구연산을 함유하고 있고, 과피는 쓴맛이 심하며, 그 성분은 리모틴이다. 생식에는 걸맞지 않으나, 탱자주는 알코올 성분에 의해서 향기나 쓴맛이 추출되어 풍미가 생긴다.

■재료
탱자열매 250g, 설탕 100g, 소주 1.8ℓ

■담그는 법
1. 탱자열매 250g을 잘 씻은 후 완전히 물기를 닦는다.
2. 용기에 탱자를 통째 넣고 설탕 100g과 소주 1.8ℓ를 첨가, 밀폐시킨다.
3. 1개월 지난 뒤 알맹이를 건져 꼭 짠 다음 3개월 이상 숙성시킨다.

■마시는 법
탱자주는 옅은 황색으로 향이 강한 술이다. 그대로 마시거나, 물에 타거나 꿀물로 감미해서 마셔도 좋다. 1일 적량은 20cc 전후이다.

효 능

건위, 피로 회복에 좋고 물에 타서 희석한 것을 피부에 바르면 거친 피부에 효과가 크다.

파인애플주

　파인애플은 당질이 15%이고 서당이 가장 많으며, 산은 대부분이 크앤산이다. 비타민B_1이 많으며 비타민C는 100g 중 11mg으로 극소하다.

■ 재료
파인애플 큰 것 1개, 설탕 80g, 소주 1.8ℓ

■ 담그는 법
　1. 파인애플은 향기롭고 신선한 것을 골라 아랫부분과 끝은 잘라버리고, 6등분하여 둥글게 썬다.
　2. 껍질을 벗기고, 둥글게 썬 것을 십자형으로 네 쪽이 되게 자른다.
　3. 껍질은 채를 썰고 과육과 껍질을 함께 용기에 넣고 설탕 80g을 소주 1.8ℓ에 잘 녹여 붓는다.
　4. 뚜껑을 밀폐하여 서늘한 곳에 1개월쯤 둔다.
　5. 과육은 건져내고 주둥이가 좁은 병에 옮겨, 그늘진 곳에 보관한다.

■ 마시는 법
특유한 향기와 산미의 조화를 즐길 수 있다. 그냥 마셔도 좋고, 다른 주류와 섞어 마시면 더욱 맛이 좋다.

효 능

단백질을 소화시키는 효소가 많아 육식한 뒤에 먹으면 좋다. 특히 비타민C의 함유량이 풍부하여 피로 회복, 식욕 증진, 변비증에 뛰어난 효력이 있다.

산딸기주

산딸기는 7월에 홍흑색으로 익으며 산이나 들 또는 화전지대에 흔히 난다. 7·8월이 성숙기이며 과실은 작은 핵과가 모여서 된 집합과이다.

■재료
산딸기 400~500g, 설탕 60~80g, 소주 1.8ℓ

■담그는 법
1. 산딸기 400~500g은 깨끗이 씻어서 통풍 잘 되는 곳에서 말린다.
2. 산딸기를 병에 넣고 설탕 60~80g과 소주 1.8ℓ를 차례로 넣는다.
3. 밀봉해서 어두운 곳에 보관한다.
4. 10~20일쯤 지나면 체에 거른다.
5. 숙성하기까지 2개월 이상 걸리며 음용도 이때부터 하는 것이 좋다.

■마시는 법
그냥 마셔도 좋고 신맛이 있는 과실주와 섞어 마시면 한층 더 훌륭한 술맛을 낸다.

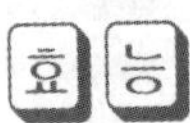

식욕을 증진시키고 피로 회복에 유효하다.

살구주

살구는 통조림 등에 쓰이고 한방에서는 행인이라 하여 약재로 쓴다. 열매의 과육은 단단하지만 완숙하면 등황색으로 되며 연해진다. 성숙기는 6월 하순에서 7월 하순, 단맛은 적고 신맛이 많다. 저장성이 약하며 연화되어 부패가 빠르다.

■ **재료**

살구 500~600g, 설탕 50~60g, 소주 1.8ℓ

■ **담그는 법**

1. 살구는 열매가 너무 잘 익은 것은 살이 뭉그러지기 쉬워 풍미가 떨어지므로 완숙직전(8부 정도)의 살이 단단한 열매를 사용한다. 살구 500~600g을 깨끗이 씻은 후 물기를 그늘에서 말린다.
2. 시들해진 열매를 용기에 넣고 설탕 50~60g과 소주 1.8ℓ를 부어 밀봉한 후 냉암소에 3~4개월 이상 저장한다.
3. 열매를 건져내지 않고 오래 둘수록 맛과 빛깔이 더욱 좋은 술을 얻을 수 있다.

■ **마시는 법**

완숙되면 아름다운 진한 호박색의 매우 향기로운 술이 된다. 새콤한 맛은 식욕을 돋우지만 너무 산미가 짙으므로 기호에 따라 설탕이나 꿀을 넣어 마셔도 좋고 물에 타서 마셔도 된다. 여름철 더위 먹은 데는 훌륭한 효과를 낸다.

효능

반주로 식전 한 잔은 식욕을 증진케 하고 씨앗은 피로회복에 좋으며 항암작용이 있다고 한다.

포도주

포도는 초여름에 담록색 꽃이 피고, 늦여름에 잘고 동글동글한 열매가 조롱조롱 송이를 이루어 익는다.

■재료
포도 1200g, 소주 1.8ℓ, 설탕 800g

■담그는 법
1. 포도 1200g은 송이째로 식초를 탄 물에 깨끗이 씻어 3~4일 그늘에서 새들새들하게 말린다.
2. 알알이 따서 항아리에 넣고 설탕 800g과 소주 1.8ℓ를 부어 밀봉한다.
3. 볕이 들지 않는 지하실이나 어두운 곳에 저장한다.
4. 3~6개월쯤 되면 알맹이는 건져내고 다른 병으로 옮겨 놓는다.

■마시는 법
포도주를 하루에 2~3잔씩 계속해서 마시면 얼굴의 혈색이 좋고 윤이 나며 근육이 튼튼해진다.

효능

본초강목의 기록에 의하면 포도는 습비(濕痺)와 임질을 치료하고 기혈을 순조롭게 해주며 몸을 비건(肥健)케 한다고 전한다. 심장병 · 동맥경화증 · 담석증 · 변비 · 월경불순 · 감기 등에 효과가 있다.

TV 동의보감

1997년 10월 21일 초판 발행
2000년 11월 29일 초판3쇄 발행

엮은이 황인형/펴낸이 김동금/펴낸곳 우리출판사

등록 제9-139호
서울특별시 서대문구 충정로3가 1-38호
TEL. (02)313-5047 · 5056
FAX. (02)393-9696
E-mail : woribook@chollian.net

ISBN 89-7561-092-6 13510

정가 10,000원

＊ 잘못 제작된 책은 교환해 드립니다.